難治性ネフローゼ症候群

巣状分節性糸球体硬化症
FSGSの臨床

服部 元史 著
HATTORI Motoshi

東京医学社

序　文

　私は，1984年に大阪医科大学を卒業し，すぐに東京女子医科大学腎臓病総合医療センター腎臓小児科に入局しました。入局の理由は，透析中のこどもたちを腎移植で救いたいと思ったからです。それから39年間，ただただ目の前の患者さんとご家族が無事に退院して自宅へ帰れることのみを願いながら診療を続けてきました。

　私が医師になった1984年頃は，透析と腎移植の黎明期が過ぎ（わが国では1965年に小児腎移植，1966年に小児維持透析の最初の報告），次の発展期（1984年にCAPD，1985年にシクロスポリン，1990年にエリスロポエチンが保険適用）に向かう直前の時期でした。そのため，入局当時の透析患者さんは，重い合併症（高度な貧血，腎性骨異栄養症，成長障害，心血管疾患など）に苦しみ，生きていくのが精一杯の状態でした。さらになんとか腎移植にたどりついても，当時の免疫抑制薬では制御できない拒絶反応による移植腎機能廃絶や，重篤な感染症で命を落とす患者さんを少なからず経験しました。

　末期腎不全へ進行する小児難治性腎疾患は数多くありますが，難治性ネフローゼ症候群を呈する巣状分節性糸球体硬化症（focal segmental glomerulosclerosis：FSGS，当時はFGSとよばれていました）は，低形成・異形成腎に次いで多い疾患でした。1984年当時は，FSGSの病因や病態は全く不明で，ステロイド以外の治療法はありませんでした。なすすべもなく目の前の患者さんが透析導入となり，合併症に苦しみながら維持透析に耐え，そして腎移植を実施しても一定数の患者さんは腎移植直後に再発してしまうというきわめて難治性の腎疾患でした。

　FSGSの患者さんをなんとかしたいという強い想いでLDL吸着療法（1988年）を試みました。また，日常診療に追われながらも lipid-nephrotoxicity 仮説（1982年）をもとに脂質異常症を呈するラットの研究（1990年）を始めました。さらに，1989年に腎移植直後に再発した患者さんをまのあたりにし，一部のFSGS患者さんの病因にはなんらかの液性因子が関与していることを確信しました。医師になって最初の約6年間でこのような経験をし，「FSGSの臨床」が私の生涯にわたる診療および臨床研究の最重要テーマとなりました。

　本書は，歴史的動向も加味した国内外の知見を踏まえながら，自身の経験と考えを「難治性ネフローゼ症候群：FSGSの臨床」としてまとめたものです。当然ながら，私の経験は限られており，また浅学のため，本書はFSGSの教科書とはなり得ません。また，本書で記述した内容のなかには，さらなる検証が必要な事項も多々あると思います。しかし，本書がほんの少しでもFSGS診療の参考になり，現在もなおFSGSに苦しんでいる患者さんとご家族に還元されることがあるとすれば，このうえない幸せです。

2023年5月

服部元史

目　次

序　文 iii
目　次 iv

第 1 章　FSGS の疾患概念形成と最新の病因分類

1. リポイドネフローゼから FSGS 提唱までの経緯 2
　　サイドメモ：①リポイドネフローゼ   3
　　サイドメモ：②剖検腎（小児ネフローゼ患者の生命予後）   4
　　サイドメモ：③国際小児腎臓病研究班（ISKDC）   4
　　サイドメモ：④経皮的腎生検の導入   4
　　サイドメモ：⑤ FGS と FSGS   5
2. FSGS を惹起する液性因子 6
　　1. 腎移植後 FSGS 再発と液性因子仮説の報告   6
　　　　サイドメモ：① Milestones in Nephrology に選出   6
　　2. 腎移植後 FSGS 再発に対する血漿交換療法   6
　　　　サイドメモ：②血漿交換療法（Plasmapheresis）   7
　　3. 自施設で初めて経験した腎移植後の FSGS 再発症例   7
　　4. 液性因子仮説に対するヒトでの証左   9
3. FSGS を惹起する二次性病因 12
　　1. ウイルス   12
　　2. 薬剤   12
　　3. 糸球体高血圧・糸球体過剰濾過を生ずる疾患   13
4. FSGS を惹起する遺伝的病因 16
　　1. 家族性 FSGS 症例の集積と遺伝学的解析   16
　　2. 常染色体潜性遺伝形式をとる家族性 FSGS の解析と遺伝子の同定   16
　　3. 常染色体顕性遺伝形式をとる家族性 FSGS の解析と遺伝子の同定   17
　　4. 孤発性 FSGS（sporadic FSGS）と *NPHS2* 遺伝子異常   17
　　5. 腎外症状を伴う FSGS（syndromic FSGS）と遺伝子異常   17
　　6. 遺伝性 FSGS 研究に関する 2000 年初め以降の動向   18
5. FSGS の病因分類 20

第 2 章　FSGS の病態

1. 一次性 FSGS と液性因子 22
　　1. CLCF1   23
　　2. suPAR   24
　　3. 抗 CD40 抗体   25
　　4. sCD40L   25
　　5. CASK   26
　　6. 抗ネフリン抗体   26
　　　　サイドメモ：①一次性 FSGS/MCD と自己抗体   31
2. 腎移植後 FSGS 再発例の血漿によるポドサイト傷害・障害 34
　　1. ネフリン   34

  2．インテグリン結合キナーゼ（integrin-linked kinase：ILK）   34

  3．血管拡張因子刺激リン酸化タンパク質（vasodilator stimulated
      phosphoprotein：VASP）   38

  4．TNF α（tumor necrosis factor- α）パスウェイ   38

    サイドメモ：①培養ポドサイト   39

    サイドメモ：②プロテアーゼと hemopexin（ヘモペキシン）   39

3．一次性 FSGS/MCD と免疫細胞およびポドサイト   42

  1．T 細胞   42

  2．樹状細胞   44

  3．B 細胞   45

  4．ポドサイト   46

    サイドメモ：① ゲノムワイド関連解析（genome wide association study：
      GWAS）と疾患感受性遺伝子   47

4．遺伝性 FSGS の原因遺伝子   50

  1．原因遺伝子と機能的分類   50

  2．原因遺伝子と腎外症状，腎外症状を伴う症候群・疾患   50

  3．原因遺伝子や病的バリアントの人種や国による違い   64

  4．原因遺伝子の病的バリアント検出率の年齢による違い   65

  5．成人 FSGS/SRNS の原因遺伝子   65

第 3 章　FSGS の病理

1．Columbia 分類   68

  1．Columbia 分類提唱までの経緯   68

  2．Columbia 分類の定義   68

2．Cellular lesion（CELL）   74

  1．CELL の病理像   74

  2．CELL と collapsing glomerulopathy の異同   77

  3．CELL の臨床像   77

  4．CELL のマクロファージ浸潤とメサンギウム細胞活性化   80

  5．増生した糸球体上皮細胞：糸球体壁側上皮細胞（PECs）の可能性   81

3．Mitotic catastrophe   84

  1．ポドサイトの剝離・脱落と糸球体硬化   84

  2．さまざまな傷害因子によるポドサイト障害   84

  3．尿中ポドサイト   84

  4．一次性 FSGS と mitotic catastrophe   84

4．Foot process effacement（FPE）   90

  1．FPE の定量的評価   90

  2．FPE 定量的評価の臨床応用   91

5．IgG の沈着   94

6．Lipid-induced glomerular injury   96

  1．マクロファージ   96

  2．腎糸球体内脂質沈着   99

目　次

第4章　FSGS の診断

1. FSGS の病因分類と臨床病理像 104
2. 二次性 FSGS の診断 106
3. 一次性 FSGS と遺伝性 FSGS の鑑別 108
4. 一次性 FSGS を示唆する臨床病理所見 112
5. FSGS/SRNS の原因遺伝子検索の適応 114

第5章　FSGS の治療

1. FSGS の病因分類に応じた治療 120
2. FSGS/SRNS の診断と治療 122
　　1. 小児特発性ネフローゼ症候群と免疫抑制薬（歴史的動向）　122
　　2. 小児特発性ネフローゼ症候群の治療反応性，免疫抑制薬の適応，治療経過　123
　　　　サイドメモ：①免疫抑制薬の選択　125
　　3. FSGS/SRNS に対する治療　125
3. 難治性 FSGS/SRNS（腎移植後再発を含む）に対するアフェレシス ... 130
　　1. LDL 吸着療法　130
　　　　サイドメモ：① LDL 吸着療法　135
　　2. 血漿交換療法　136
　　　　サイドメモ：①血漿交換療法　144
　　3. 免疫吸着療法　145
　　　　サイドメモ：① protein A　145
　　　　サイドメモ：②免疫グロブリン吸着カラム　145
4. 一次性 FSGS/SRNS と難治性 FSGS/SRNS に対する免疫抑制薬 150
　　1. ステロイドパルス療法　150
　　2. カルシニューリン阻害薬　150
　　3. ミコフェノール酸モフェチル　150
　　4. リツキシマブ　152
　　5. オファツムマブ　152
　　6. アバタセプト　152
　　7. アダリムマブ　152
　　8. フレソリムマブ　153
5. 抗ネフリン抗体陽性難治性 FSGS 例に対する治療 156
　　1. 抗ネフリン抗体の除去　156
　　2. 抗ネフリン抗体の産生抑制　156
　　3. 超難治性腎移植後 FSGS 再発例に対する新規薬剤　157

索　引 159
おわりに 168

第1章

FSGS の疾患概念形成と
最新の病因分類

1. リポイドネフローゼからFSGS提唱までの経緯

　　1913年に Munk（Charité-Universitätsmedizin Berlin）は，ネフローゼ徴候を呈しているが高血圧や血尿は認めず，また剖検所見で尿細管にリポイド変性を認めるものの，糸球体には変化を認めない患者の存在を指摘し，これら一群の患者をリポイドネフローゼ[①]と命名した[1]。

　　そののち，リポイドネフローゼの一部の患者は腎不全に進行することが知られるようになり，また1925年に Fahr（Universität Hamburg）は，一部のリポイドネフローゼ患者では巣状，分節性に糸球体硬化病変が認められることを初めて報告した[2]。しかし，リポイドネフローゼの腎不全進行と巣状，分節性の糸球体硬化病変との関係性については不明であった。

　　そのような状況のなかで，1957年に Rich（Johns Hopkins University）は，リポイドネフローゼの剖検腎[②]（小児20例）を対象として糸球体硬化病変の有無，糸球体硬化病変の分布とそのひろがりを検討した[3]。本検討の特徴は，剖検した20例が，腎機能は正常で感染症で死亡した7例（表 症例1〜7），軽度腎機能低下状態で感染症とショックにて死亡した2例（表 症例8, 9），尿毒症で死亡した11例（表 症例10〜20）と，腎不全進行のステージが異なる症例を対象としたことである。研究の結果，分節性糸球体硬化病変はまず皮髄境界部の糸球体に生じ（巣状），そののち腎不全の進行に伴って係蹄全体が硬化するとともに皮質表層部へひろがっていくことをみいだし（表），一部のリポイドネフローゼ患者の腎不全進行と巣状，分節性の糸球体硬化病変との病的因果関係を初めて明らかにした[3]。

　　そののち，国際小児腎臓病研究班（International Study of Kidney Disease in Children：ISKDC）[③]による経皮的腎生検[④]標本を用いた検討でも，一部のリポイドネフローゼ患者で巣状，分節性に糸球体硬化病変が認められること[4]，そしてこの病変を認める患者は，微小変化（minimal changes）症例と比較して，①ステロイド反応性が悪い，②血尿を認める症例が多い，③尿蛋白選択性が悪い，④ステロイド抵抗例の腎機能予後は不良などの臨床的特徴を有することが明らかとなった[5]。

　　前述のような経緯で，1970年代前半に，微小変化（minimal changes）とは独立した疾患概念としてFSGS[⑤]が提唱されるようになった[6]。

表　部検したリポイドネフローゼ20例の臨床病理像

文献3より翻訳して引用

症例	性	年齢（歳）	発症から死亡までの期間（月）	BUN上昇	死因	GSの有無	GSの分布 JM領域のみ	GSの分布 JM領域から皮質	GSの分布 皮質全体
1	男	4.5	5.5	なし	感染症	なし	−	−	−
2	女	5.0	7	なし	感染症	なし	−	−	−
3	女	1.5	1.5	なし	感染症	なし	−	−	−
4	男	8.0	24	なし	感染症	なし	−	−	−
5	男	3.5	4	なし	感染症	あり	+	−	−
6	女	3.0	5	なし	感染症	あり	+	−	−
7	男	2.5	5	なし	感染症	あり	+	−	−
8	男	2.0	12	あり*	感染症	あり	+	−	−
9	男	2.0	6.5	あり*	ショック	あり	+	−	−
10	女	16.0	9.5	あり	尿毒症	あり	−	+	−
11	男	3.0	18	あり	尿毒症	あり	−	+	−
12	女	24.0	24	あり	尿毒症	あり	−	+	−
13	男	5.0	20.4	あり	尿毒症	あり	−	+	−
14	男	2.5	6.5	あり	尿毒症	あり	−	+	−
15	女	16.0	24	あり	尿毒症	あり	−	+	−
16	男	3.5	15.6	あり	感染症	あり	−	+	−
17	男	6.0	27.6	あり	尿毒症	あり	−	−	+
18	女	3.0	3.8	あり	尿毒症	あり	−	−	+
19	男	5.5	42	あり	尿毒症	あり	−	−	+
20	男	7.0	60	あり	尿毒症	あり	−	−	+

BUN：血中尿素窒素，GS：糸球体硬化，JM：皮髄境界部，*：軽度上昇

1955年以前の小児ネフローゼ症候群の生命予後は不良であった（サイドメモ②参照）。分節性糸球体硬化病変は，まず皮髄境界部の糸球体に生じ，そののち腎不全の進行に伴って皮質全体へひろがっていくことがよく理解できる。

📎 サイドメモ

①リポイドネフローゼ

1905年にMüller[1]（Ludwig-Maximilians-Universität München）は，臨床的に高度な浮腫や蛋白尿が持続し，剖検所見では尿細管の変性がみられる患者をネフローゼと命名し，疾患単位として腎炎から区別することを提唱した。さらに1913年にMunk[2]は，剖検所見で尿細管にリポイド変性を顕著に認める患者の存在を指摘し，リポイドネフローゼと命名した。

当時，ネフローゼは変性疾患と考えられていたが，腎病理学（染色法の改良や電顕の導入）と腎生理学の進歩（マイクロパンクチャー法），そして腎生検の導入により，1950年代になってようやく糸球体疾患であることが明らかにされ，さらにネフローゼ症候群の疾患概念も提唱された[3]。

【文献】

1) Müller F. Morbus Brightii. Verhandl Dtsch Pathol Gesell 1905；9：64-99.
2) Munk F. Klinische Diagnostik der degenerativen Nierenerkrankungen. Z Klin Med 1913；78：1-52.
3) Cameron JS, Hicks J. The origins and development of the concept of a "Nephrotic Syndrome". Am J Nephrol 2002；22：240-247.

②剖検腎（小児ネフローゼ患者の生命予後）

小児ネフローゼ患者の生命予後は，サルファ剤，ペニシリン，コルチゾン，プレドニゾロンの導入により劇的に改善した[1, 2]。

表　小児ネフローゼ患者の5年生存・死亡割合

文献3より翻訳して引用

	1929～1936 サルファ剤導入前	1937～1945 ペニシリン導入前	1946～1950 コルチゾン導入前	1951～1955 プレドニゾロン導入前	1956～1960 プレドニゾロン導入後
死亡	67%	42%	35%	22%	9%
生存	33%	58%	65%	78%	91%

【文献】
1) Arneil GC, Wilson HE. Cortisone treatment of nephrosis. Arch Dis Child 1952 ; 27 : 322-328.
2) Arneil GC, Lam CN. Long-term assessment of steroid therapy in childhood nephrosis. Lancet 1966 ; 2 : 819-821.
3) Arneil GC. The nephrotic syndrome. Pediatr Clin North Am 1971 ; 18 : 547-559.

③国際小児腎臓病研究班（ISKDC）

ISKDCは，1950年代からのステロイド治療と経皮的腎生検の導入を背景に，1967年から始まった国際的な（わが国の代表は新潟大学小児科の小林収教授）multicenter prospective studyで小児ネフローゼ症候群の臨床病理像の解明や，治療法の確立に多大な貢献を果たした[1]。ISKDC研究の特徴は，全例が，同一のネフローゼ症候群の診断基準を満たし，同一のプロトコールで治療，そして治療開始前に腎生検，病理組織診断が実施されていることである。（文献1は，ISKDCによる最初の報告のみ記載）

【文献】
1) Abramowicz M, Barnett HL, Edelmann CM Jr, Greifer I, Kobayasi O, Arneil GC, Barron BA, Gordillo-P G, Hallman N, Tiddens HA. Controlled trial of azathioprine in children with nephrotic syndrome. A report for the international study of kidney disease in children. Lancet 1970 ; 1 : 959-961.

④経皮的腎生検の導入

経皮的腎生検の導入は，1951年のIversenら[1]（Copenhagen Municipal Hospital）の報告，1954年のKarkら[2]（Presbyterian Hospital, Chicago）の報告にさかのぼる。わが国では，1954年に新潟大学医学部第二内科学教室（木下康民教授）で初めて腎生検が実施され，1957年には小児の腎生検も新潟大学小児科学教室（小林収教授）で実施された[3]。腎臓病学のなかで腎生検が果たしてきた役割は極めて大きい。

【文献】
1) Iversen P, Brun C. Aspiration biopsy of the kidney. Am J Med 1951 ; 11 : 324-330.
2) Kark RM, Muehrcke RC. Biopsy of kidney in prone position. Lancet 1954 ; 266 : 1047-1049.
3) 荒川正昭，下條文武，成田一衛，今井直史（編）. 悠久の流れ：先達の歩みをたどって：腎生検60周年記念誌，日本医学館，2014.

⑤FGSとFSGS

1973年のHabib[1]（Hospital Necker, Paris）の総説では，focal glomerular sclerosis（FGS）と呼称するのが適当ではないかと記述しているが，当時は，focal glomerulosclerosisともよばれていた[2]。1978年のISKDCの報告[3]ではfocal and segmental glomerulosclerosis（FSGS）とされたが，わが国では2000年代半ばまで，巣状糸球体硬化症（FGS）とよばれることが多かった。しかし，巣状分節性糸球体硬化症（focal segmental glomerulosclerosis: FSGS）が正確な名称である。

【文献】
1) Habib R. Focal glomerular sclerosis. Kidney Int 1973；4：355-361.
2) White RH, Glasgow EF, Mills RJ. Clinicopathological study of nephrotic syndrome in childhood. Lancet 1970；1：1353-1359.
3) A report of the International Study of Kidney Disease in Children. Nephrotic syndrome in children: Prediction of histopathology from clinical and laboratory characteristics at time of diagnosis. Kidney Int 1978；13：159-165.

【文献】
1) Munk F. Klinische Diagnostik der degenerativen Nierenerkrankungen. Z Klin Med 1913；78：1-52.
2) Fahr T. Anatomie des morbus brightii. In: Henke F, Lubarsch O, eds. Handbuch der speziellen pathologischen Anatomie und Histologie. Berlin: Springer, 1925；156.
3) Rich AR. A hitherto undescribed vulnerability of the juxtamedullary glomeruli in lipoid nephrosis. Bull Johns Hopkins Hosp 1957；100：173-186.
4) Churg J, Habib R, White RH. Pathology of the nephrotic syndrome in children：a report for the International Study of Kidney Disease in Children. Lancet 1970；760：1299-1302.
5) White RH, Glasgow EF, Mills RJ. Clinicopathological study of nephrotic syndrome in childhood. Lancet 1970；1：1353-1359.
6) Habib R. Focal glomerular sclerosis. Kidney Int 1973；4：355-361.

2. FSGSを惹起する液性因子

1. 腎移植後FSGS再発と液性因子仮説の報告

　　腎移植後にFSGSが再発するとの知見は，Hoyerら[①1]（University of Minnesota Medical School）の報告にさかのぼる。彼らは，1972年に3例（ネフローゼの発症年齢と性別：4歳男性，8歳男性，22歳女性）の腎移植後FSGS再発を報告した。さらに考察のなかで，FSGS再発に液性因子が関与している可能性を初めて提唱した[1]。参考までに本文より抜粋して後述する。

　　"An appealing hypothesis is that a circulating humoral substance in these patients injures glomerular membranes, causing increased permeability to protein."

　　そののち，続々と腎移植後FSGS再発に関する報告がなされ，1990年のCameronら[2]（Guy's Hospital, London）によるこれらの報告のまとめによると，腎移植241例のうち61例（25.3%）でFSGSが再発したとされている。

> 📎 **サイドメモ**
>
> **①Milestones in Nephrologyに選出**
>
> Hoyerらによる液性因子仮説は，そののちの腎臓病研究に多大な影響を与えたことから，2001年にアメリカ腎臓学会誌の"Milestones in Nephrology"に選出されており，Hoyer (University of Pennsylvania)のコメントとともにCouser (University of Washington) とShankland (University of Washington)から選出された理由が述べられている[1]。
> 【文献】
> 1) Milestones in Nephrology. Recurrence of idiopathic nephrotic syndrome after renal transplantation. 1972. J Am Soc Nephrol 2001 ; 12 : 1994-2002.

2. 腎移植後FSGS再発に対する血漿交換療法

　　腎移植後FSGS再発に対する血漿交換療法[②]が初めて試みられたのは，1981年のPintoら[3]（Guy's Hospital, London）の報告にさかのぼる。彼らは1967～1979年に実施した31回（25例）のFSGS腎移植についてまとめており，31回のうち8回（5例）で腎移植後FSGS再発を認め，そのなかの1例に血漿交換療法をおこなっている。本症例では移植直後から蛋白尿が出現し，移植後3カ月時の腎生検でFSGS病変が認められた。シクロホスファミド（CPM）（3 mg/kg/d）を8週間投与後，2週間連日で血漿交換療法をおこなったが，蛋白尿の改善は得られなかったと報告している[3]。

　　しかし，1985年と1988年の症例報告（38歳男性[4]，19歳男性[5]，11歳男性[6]，13歳男性[6]）

では血漿交換療法による蛋白尿減少効果が認められている。前述のPintoらの報告例とは違い，いずれの症例も典型的なFSGS病変が出現する前に血漿交換療法を開始したため，奏効したのではないかと考察されている[4~6]。

📎 サイドメモ

②血漿交換療法（Plasmapheresis）

Apheresisはギリシャ語由来で「分離」を意味する。Plasmapheresisはplasma（血漿）とapheresis（分離）からなるギリシャ語の合成語で血漿分離を意味しているが，それだけでは治療とならない。病因物質を含む血漿を除去し，健常な血漿や置換液を補充することで治療となるため，plasma exchangeともよばれる。腎疾患に対する血漿交換療法は，1975年にLockwoodら（Scripps Clinic & Research Foundation）がGoodpasture症候群患者に試みたのが最初の報告である[1]。

【文献】
1) Lockwood CM, Boulton-Jones JM, Lowenthal RM, Simpson IJ, Peters DK, Wilson CB. Recovery from Goodpasture's syndrome after immunosuppressive treatment and plasmapheresis. Br Med J 1975 ; 2 : 252-254.

3. 自施設で初めて経験した腎移植後のFSGS再発症例[7]

症例は12歳2カ月時にネフローゼ症候群を発症した男性で，初発時のステロイド治療には反応したものの，ステロイド減量中に再発し，そののちステロイド抵抗性となった。ステロイドパルス療法とシクロスポリン治療をおこなうも効果がなく，12歳11カ月時に血液透析導入となった。

13歳5カ月時（1989年1月）に母親をドナーとする生体腎移植をおこなった。腎移植後の経過を図1に示す。免疫抑制薬はシクロスポリン（CYA）＋アザチオプリン（AZP）＋メチルプレドニゾロン（M-PSL）で導入し，十分な尿量が得られた。しかし術後3日目に急な尿量低下を認めたため，拒絶反応治療としてデオキシスパーガリン（DSG），さらにムロモナブCD3（OKT3：現在は販売終了）を投与したが，術後4日目からは血液透析（hemodialysis：HD）が必要となった。腎移植後11日目におこなった腎生検では，拒絶反応は認めず，ポドサイトのびまん性の足突起の消失，ポドサイトの腫大・空砲変性，絨毛状変化（villous transformation），さらに内皮細胞の腫大を認めた（図2）。

当時，FSGSの腎移植後再発を十分に認識しておらず，腎生検を見て，「これがFSGSの再発か！」と驚愕したことを今も鮮明に覚えている。この時点で，移植直後の尿蛋白量を確認したところ，50g/d以上の超大量の蛋白尿が術直後から出ていたことが判明し（図1中の赤矢印），術後3日目の急激な尿量低下とそののちの移植腎機能の低下は，超大量の蛋白尿に伴う低アルブミン血症による腎前性の急性腎障害と，CYAによる内皮細胞障害によるものと判断した。

前述した1988年のLauferら[6]（UCLA School of Medicine）の報告を参考に，術後28日目から1日おきに血漿交換療法を開始したところ，9回目終了時点で蛋白尿は3 g/d程度まで減少

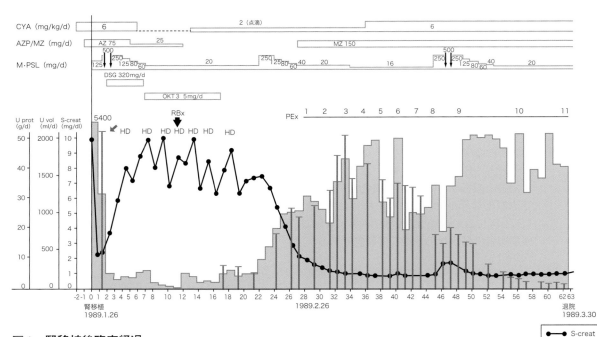

図1　腎移植後臨床経過

文献7より翻訳して引用

CYA：シクロスポリン，AZP：アザチオプリン，MZ：ミゾリビン，M-PSL：メチルプレドニゾロン，DSG：デオキシスパーガリン，OKT3：ムロモナブCD3，RBx：移植腎生検，HD：血液透析，PEx：血漿交換療法，S-creat：血清クレアチニン値，U.vol：1日尿量，U.prot：一日尿蛋白量

術後3日目に急な尿量低下を認めたため，拒絶反応治療としてDSGとOKT3を投与したが，術後4日目からはHDが必要となった。腎移植後11日目におこなった腎生検では，拒絶反応は認めず，ポドサイトのびまん性の足突起の消失，ポドサイトの腫大・空砲変性，絨毛状変化（villous transformation），さらに内皮細胞の腫大を認めた（図2）。その時点でようやく腎移植後FSGS再発と診断し，移植直後の尿蛋白量を確認したところ，50g/d以上の超大量の蛋白尿が術直後から出ていたことが判明した（図中矢印）。

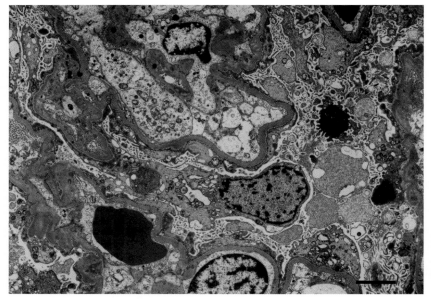

図2　移植腎生検の電顕像
ポドサイトのびまん性の足突起の消失，ポドサイトの腫大・空砲変性，絨毛状変化，さらに内皮細胞の腫大を認める。
スケールバー 2μm

した。以降は2週間に1回の血漿交換療法を2回実施して，術後2カ月後に退院となった（図1）。

　本症例の経験より，①腎移植後にFSGSが再発する症例が実在する，②再発（蛋白尿の出現）は，移植直後（血流再開後数時間以内）から起こり得る，③血漿交換療法は有効である，④病因として液性因子が関与している，ことを確信した。

4. 液性因子仮説に対するヒトでの証左

　2012年にFSGS再発病因に液性因子が関与していることを強く示唆する報告がされた[8]。

　FSGSで末期腎不全となった27歳男性（図3レシピエント1）が24歳の妹よりNorthwestern Universityで生体腎移植を受けた。図3に示すように移植直後から大量の蛋白尿が出現し，移植後6日目の腎生検ではびまん性の足突起の消失を認めたことからFSGSの再発と診断された。血漿交換療法をおこなうも効果なく高度蛋白尿が持続し，移植腎機能も低下した状態が続いた。そこで，院内倫理委員会の審査ならびに本人の同意を得たうえで，移植後14日目に，献腎移植登録をしていた66歳男性（原疾患は糖尿病性腎症）（図3レシピエント2）に妹から提供された移植腎を取り出し再移植したところ，蛋白尿は劇的に減少し，移植腎機能も回復した（図3）。また，再移植後に実施された腎生検では，足突起消失の部分的な回復（再移植後8日目），そののち完全な回復（再移植後25日目）が認められた。

　本報告はFSGSの液性因子仮説を強く証左するものであり，さらに液性因子によるポドサイト傷害（足突起の消失）はある時期（本症例では2週間）までは可逆性であることを示した，画期的な症例報告である。

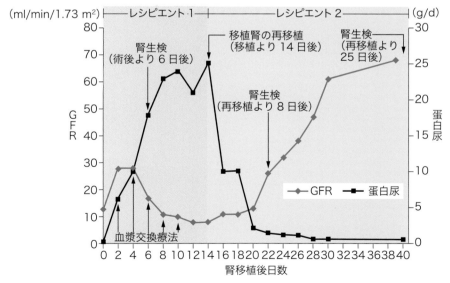

図3　FSGS再発病因に液性因子が関与していることを強く示唆する症例報告の臨床経過

文献8より翻訳して引用

【文献】
1) Hoyer JR, Raij L, Vernier RL, Simmons RL, Najarian JS, Michael AF. Recurrence of idiopathic nephrotic syndrome after renal transplantation. Lancet 1972 ; 2 : 343-348.
2) Senggutuvan P, Cameron JS, Hartley RB, Rigden S, Chantler C, Haycock G, Williams DG, Ogg C, Koffman G. Recurrence of focal segmental glomerulosclerosis in transplanted kidneys: analysis of incidence and risk factors in 59 allografts. Pediatr Nephrol 1990 ; 4 : 21-28.
3) Pinto J, Lacerda G, Cameron JS, Turner DR, Bewick M, Ogg CS. Recurrence of focal segmental glomerulosclerosis in renal allografts. Transplantation 1981 ; 32 : 83-89.
4) Zimmerman SW. Plasmapheresis and dipyridamole for recurrent focal glomerular sclerosis. Nephron 1985 ; 40 : 241-245.
5) Muñoz J, Sanchez M, Perez-Garcia R, Anaya F, Valderrábano F. Recurrent focal glomerulosclerosis in renal transplants proteinuria relapsing following plasma exchange. Clin Nephrol 1985 ; 24 : 213-214.
6) Laufer J, Ettenger RB, Ho WG, Cohen AH, Marik JL, Fine RN. Plasma exchange for recurrent nephrotic syndrome following renal transplantation. Transplantation 1988 ; 46 : 540-542.
7) Hattori M, Hayashibara H, Kawaguchi H, Kohno M, Ito K, Takahashi K, Teraoka S, Tohma H, Agishi T, Ohta K. Plasma exchange for recurrent focal glomerular sclerosis. In: Oda K (ed). Therapeutic plasmapheresis (IX). New York : ISAO Press, 1990 : 264-267.
8) Gallon L, Leventhal J, Skaro A, Kanwar Y, Alvarado A. Resolution of recurrent focal segmental glomerulosclerosis after retransplantation. N Engl J Med 2012 ; 366 : 1648-1649.

3. FSGSを惹起する二次性病因

　FSGSを惹起する二次性病因として，ウイルス感染，薬剤，糸球体高血圧・糸球体過剰濾過を生ずるさまざまな疾患が報告されてきた。

1. ウイルス（表1）

　Human immunodeficiency virus（HIV）によるFSGS発症の報告として成人では1984年[1]，小児では1989年[2]にさかのぼる。HIV-associated nephropathy（HIVAN）という疾患概念で研究が進められ[3]，HIV感染とFSGS発症との病的因果関係が確立されている[4]。

　そのほかのウイルスとして，パルボウイルスB19（parvovirus B19）[5,6]，サイトメガロウイルス（cytomegalovirus：CMV）[7]，EBウイルス（Epstein Bar virus：EBV）[8]，C型肝炎ウイルス（Hepatitis C virus：HCV）[9]，B型肝炎ウイルス（Hepatitis B virus：HBV）[10]とFSGS発症との関連性が報告されているが，病的因果関係は明確にされていない。

　なお，coronavirus disease 2019（COVID-19）感染に伴うcollapsing glomerulopathyが2020年に報告され，そののち，続々と同様な症例報告が相次ぎ，COVID-19-associated collapsing glomerulopathyとして検討が進められている[11]。

2. 薬剤（表1）

　ヘロインは，heroin-associated nephropathy（HAN）として二次性FSGSを惹起する薬剤として初めて認識された薬剤であり，その報告は1974年[12]にさかのぼる。Kings County Hospital, New Yorkからの報告によると，HANの発症は1990年以降激減しており，その理由として，"street heroin（違法に売買されているヘロイン）"の純度が上がった（1980年は8.0%だったのが1992年には90%まで改善）こと，によるとした。また，純度の低いヘロインに含まれていた混入物がHANの病因ではなかったとしている[13]。

　二次性FSGSを惹起する薬剤として，リチウム[14]，パミドロン酸（ビスホスホネート製剤）[15]，インターフェロン（IFN-α，β，γ）[16]，シロリムス（mTOR阻害薬）[17]，蛋白同化ステロイド[18]，ダウノルビシン（アントラサイクリン系トポイソメラーゼII阻害薬）[19]，抗VEGF抗体[20]，カルシニューリン阻害薬（CNI）[21]などが報告されている。

3. 糸球体高血圧・糸球体過剰濾過を生ずる疾患（表1, 表2）

　1980年代半ばにBrennerら（Brigham and Women's Hospital）により，糸球体高血圧・糸球体過剰濾過は進行性の腎障害（糸球体硬化）をもたらすことが明らかにされた[22～24]。

　この糸球体高血圧・糸球体過剰濾過を生ずるさまざまな疾患は二次性FSGSの病因となり，そしてこれら疾患は，①ネフロン数が減少している場合，②最初はネフロン数の減少がみられない場合に大別される[25]。

　Rennkeら[25]の総説を参考に，これら疾患を表2に示す。

表1　FSGSを惹起する二次性病因

ウイルス	HIV, パルボウイルスB19, CMV, EBV, HCV, HBV, COVID-19
薬剤	ヘロイン，リチウム，パミドロネート，インターフェロン，シロリムス，蛋白同化ステロイド，ダウノルビシン，抗VEGF抗体，カルシニューリン阻害薬（CNI）など
適応性 （adaptive）	片腎，寡巨大糸球体症，異形成腎，逆流性腎症，腎皮質壊死，外科的腎切除，移植腎，低出生体重児など 病的肥満，糖尿病性腎症，高血圧，腎動脈狭窄症，高タンパク食摂取，睡眠時無呼吸症候群，チアノーゼ性先天性心疾患，鎌状赤血球症，糖原病など

表2　糸球体高血圧・糸球体過剰濾過を生ずる疾患

①ネフロン数が減少している場合
　片腎（unilateral renal agenesis）[25]
　寡巨大糸球体症（oligomeganephronia）[25]
　異形成腎（renal dysplasia）[25]
　逆流性腎症（reflux nephropathy）[25]
　腎皮質壊死（renal cortical necrosis）[25]
　外科的腎切除（surgical renal ablation）[25]
　移植腎（renal allograft）[26]
　1,500g未満の極低出生体重児（very low birth weight）[27]
　2,500g未満の低出生体重児（low birth weight）[28]など

②最初はネフロン数の減少がみられない場合
　病的肥満（morbid obesity）[25]
　糖尿病腎症（diabetic nephropathy）[25]
　高血圧（hypertension）[25]
　腎動脈狭窄症（renal artery stenosis）[25]
　高タンパク食摂取（high-protein diet）[18]
　睡眠時無呼吸症候群（sleep apnea syndrome）[25]
　チアノーゼ性先天性心疾患（cyanotic congenital heart disease）[25]
　鎌状赤血球症（sickle cell disease）[29]
　糖原病（glycogen storage disease）[30]など

【文献】

1) Rao TK, Filippone EJ, Nicastri AD, Landesman SH, Frank E, Chen CK, Friedman EA. Association focal and segmental glomerulosclerosis in the acquired immunodeficiency syndrome. N Engl J Med 1984 ; 310 : 669-673.

2) Strauss J, Abitbol C, Zilleruelo G, Scott G, Paredes A, Malaga S, Montané B, Mitchell C, Parks W, Pardo V. Renal disease in children with the acquired immunodeficiency syndrome. N Engl J Med 1989 ; 321 : 625-630.

3) D'Agati V, Suh JI, Carbone L, Cheng JT, Appel G. Pathology of HIV-associated nephropathy: A detailed morphologic and comparative study. Kidney Int 1989 ; 35 : 1358-1370.

4) Ray PE, Li J, Das JR, Tang P. Childhood HIV-associated nephropathy: 36 years later. Pediatr Nephrol 2021 ; 36 : 2189-2201.

5) Tanawattanacharoen S, Falk RJ, Jennette JC, Kopp JB. Parvovirus B19 DNA in kidney tissue of patients with focal segmental glomerulosclerosis. Am J Kidney Dis 2000 ; 35 : 1166-1174.

6) Moudgil A, Nast CC, Bagga A, Wei L, Nurmamet A, Cohen AH, Jordan SC, Toyoda M. Association of parvovirus B19 infection with idiopathic collapsing glomerulopathy. Kidney Int 2001 ; 59 : 2126-2133.

7) Tomlinson L, Boriskin Y, McPhee I, Holwill S, Rice P. Acute cytomegalovirus infection complicated by collapsing glomerulopathy. Nephrol Dial Transplant 2003 ; 18 : 187-189.

8) Joshi A, Arora A, Cimbaluk D, Dunea G, Hart P. Acute Epstein-Barr virus infection-associated collapsing glomerulopathy. Clin Kidney J 2012 ; 5 : 320-322.

9) Laurinavicius A, Hurwitz S, Rennke HG. Collapsing glomerulopathy in HIV and non-HIV patients: A clinicopathological and follow-up study. Kidney Int 1999 ; 56 : 2203-2213.

10) Sakai K, Morito N, Usui J, Hagiwara M, Hiwatashi A, Fukuda K, Nanmoku T, Toda T, Matsui N, Nagata M, Yamagata K. Focal segmental glomerulosclerosis as a complication of hepatitis B virus infection. Nephrol Dial Transplant 2011 ; 26 : 371-373.

11) Kudose S, Santoriello D, Bomback AS, Sekulic M, Batal I, Stokes MB, Ghavami IA, Kim JS, Marasa M, Xu K, Peleg Y, Barasch J, Canetta P, Rasouly HM, Gharavi AG, Markowitz GS, D'Agati VD. Longitudinal outcome of COVID-19-associated collapsing glomerulopathy and other podocytopathies. J Am Soc Nephrol 2021 ; 32 : 2958-2969.

12) Rao TK, Nicastri AD, Friedman EA. Natural history of heroin -associated nephropathy. N Engl J Med 1974 ; 290 : 19-23.

13) Friedman EA, Tao TK. Disappearance of uremia due to heroin-associated nephropathy. Am J Kidney Dis 1995 ; 25 : 689-693.

14) Markowitz GS, Radhakrishnan J, Kambham N, Valeri AM, Hines WH, D'Agati VD. Lithium nephrotoxicity: A progressive combined glomerular and tubulointerstitial nephropathy. J Am Soc Nephrol 2000 ; 11 : 1439-1448.

15) Markowitz GS, Appel GB, Fine PL, Fenves AZ, Loon NR, Jagannath S, Kuhn JA, Dratch AD, D'Agati VD. Collapsing focal segmental glomerulosclerosis following treatment with high-dose pamidronate. J Am Soc Nephrol 2001 ; 12 : 1164-1172.

16) Markowitz GS, Nasr SH, Stokes B, D'Agati VD. Treatment with INF-α, -β, or -γ is associated with collapsing focal segmental glomerulosclerosis. Clin J Am Soc Nephrol 2010 ; 5 : 607-615.

17) Letavernier E, Bruneval P, Mandet C, Van Huyen JP, Péraldi MN, Helal I, Noël LH, Legendre C. High sirolimus levels may induce focal segmental glomerulosclerosis De Novo. Clin J Am Soc Nephrol 2007 ; 2 : 326-333.

18) Herlitz LC, Markowitz GS, Farris AB, Schwimmer JA, Stokes MB, Kunis C, Colvin RB, D'Agati VD. Development of focal segmental glomerulosclerosis after anabolic steroid abuse. J Am Soc Nephrol 2010 ; 21 : 163-172.

19) Mohamed N, Goldstein J, Schiff J, John R. Collapsing glomerulopathy following anthracycline therapy. Am J Kidney Dis 2013 ; 61 : 778-781.

20) Ollero M, Sahali D: Inhibition of the VEGF signalling pathway and glomerular disorders. Nephrol Dial Transplant 2015 ; 30 : 1449-1455.

21) 服部元史，松永　明，渡辺誠司，甲能深雪，川口　洋，伊藤克己，山口　裕．糸球体硬化病変形成過程にシクロスポリンの腎毒性が関与した可能性が示唆された小児原発性FSGSの1例．日小児腎不全会誌

1996；16：76-78.

22) Hostetter TH, Olson JL, Rennke HG, Venkatachalam MA Hyperfiltration in remnant nephrons: a potentially adverse response to renal ablation. Am J Physiol 241, Brenner BM. Hyperfiltration in remnant nephrons: A potentially adverse response to renal ablation. Am J Physiol 1981；241：F85-F93.

23) Brenner BM, Meyer TW, Hostetter TH. Dietary protein intake and the progressive nature of kidney disease: The role of hemodynamically mediated glomerular injury in the pathogenesis of progressive glomerular sclerosis in aging, renal ablation, and intrinsic renal disease. N Engl J Med 1982；307：652-659.

24) Anderson S, Meyer TW, Rennke HG, Brenner BM. Control of glomerular hypertension limits glomerular injury in rats with reduced renal mass. J Clin Invest 1985；76：612-619.

25) Rennke HG, Klein PS. Pathogenesis and significance of nonprimary focal and segmental glomerulosclerosis. Am J Kidney Dis 1989；13：443-456.

26) 西山　慶，浅野達雄，菅原典子，石塚喜世伸，近本裕子，秋岡祐子，本田一穂，服部元史. 幼児期に腎移植を行い思春期の成長スパートとともに蛋白尿の出現・増悪を認めた2例. 日臨腎移植会誌 2013；1：97-100.

27) Hodgin JB, Rasoulpour M, Markowitz GS, D'Agati VD. Very low birth weight is a risk factor for secondary focal segmental glomerulosclerosis. Clin J Am Soc Nephrol 2009；4：71-76.

28) Ikezumi Y, Suzuki T, Karasawa T, Yamada T, Hasegawa H, Nishimura H, Uchiyama M. Low birthweight and premature birth are risk factors for podocytopenia and focal segmental glomerulosclerosis. Am J Nephrol 2013；38：149-157.

29) de Jong PE, Statius van Eps LW. Sickle cell nephropathy: New insights into its pathophysiology. Kidney Int 1985；27：711-717.

30) Chen YT, Coleman RA, Scheinman JI, Kolbeck PC, Sidbury JB. Renal disease in type I glycogen storage disease. N Engl J Med 1988；318：7-11.

4. FSGSを惹起する遺伝的病因

1. 家族性FSGS症例の集積と遺伝学的解析

ネフローゼ症候群が家族内で発症し得る事実は，1951年のFanconi（Universitäts-Kinderklinik Zürich）[1]らの報告（6家系，13例）にさかのぼる。1973年には欧州でその実態が調査され，小児ネフローゼ症候群例（フィンランドからの先天性ネフローゼ症候群は除く）の3.4%にネフローゼ症候群の家族歴が認められたと報告された[2]。1980年代からは国内外より散発的に家族性FSGS症例の報告がみられるようになった。

しかし，FSGSの一部は遺伝性疾患であると認識されるようになったのは，1995年のConlonら[3]（Duke University Medical Center）やFuchshuberら[4]（Hopital Necker）の報告が世にでてからである。

そののち，Conlonら[5]が中心となって北米，欧州，ニュージーランドの国際共同研究にて家族性FSGS症例の集積（60家系，190例）が進められ，遺伝形式や臨床像の解析がおこなわれた。この結果によると，遺伝形式は常染色体潜性（劣性）と常染色体顕性（優性）遺伝が存在し，家族性FSGS例の臨床病理像は孤発性FSGS例と比べて大差はなかった。唯一特徴的な違いは，孤発性FSGS例では腎移植後の再発が問題となる（約30〜40%の症例で再発する）のに対し，家族性FSGS例での再発は，腎移植を受けた41例中1例（2.4%）で認められたに過ぎなかった。このことから，孤発性FSGS例では，患者血液中に存在する未知の蛋白惹起液性因子の関与が，一方，家族性 FSGS例では，腎臓固有の異常が内在している可能性が示された[5]。

2. 常染色体潜性遺伝形式をとる家族性FSGSの解析と遺伝子の同定

Fuchshuberら[4]は，ステロイド抵抗性を示し，数年のうちに末期腎不全に進行した小児ネフローゼ症候群例で家族歴を認めた9家系（欧州または北アフリカ出身）の連鎖解析をおこない，ネフローゼの発症と1q25-q31の領域が連鎖していることを報告した。

同グループのBouteら[6]はさらに解析を進め，1q25-q31の領域を約2.5 Mbの範囲まで絞り込んだのち，この領域に存在するESTs（expressed sequence tags）のなかから，腎臓に特異的に発現しているクローンをみいだし，その遺伝子構造を決定して，常染色体潜性遺伝形式をとる家族性FSGS 16家系において変異検索をおこなった。その結果，この遺伝子に10個の塩基変異（変異の内訳は，ナンセンス突然変異 1個，フレームシフト変異 3個，ミスセンス突然変異 6個）が認められ，常染色体潜性遺伝形式をとる家族性FSGSの責任遺伝子としてNPHS2（コードする蛋白分子はpodocin）を同定した。

　また同時期に，Tsukaguchiら[7, 8]は（Brigham and Women's Hospital），成人発症の常染色体潜性遺伝形式をとる家族性FSGSの原因遺伝子も1q25-q31にあり，その多くが*NPHS2*アレルにR229Qのアミノ酸置換を有する複合ヘテロ接合体であることを報告した[8]。

3. 常染色体顕性遺伝形式をとる家族性FSGSの解析と遺伝子の同定

　Mathisら[9]（Oklahoma State University College of Osteopathic Medicine）は，常染色体顕性遺伝形式をとった家族性FSGS 1家系の連鎖解析をおこない，ネフローゼの発症と19q13の領域が連鎖していると報告した。

　同グループのKaplanら[10]（Brigham and Women's Hospital）は，19q13に連鎖する常染色体顕性遺伝をとった家族性FSGS 3家系において連鎖解析をさらに進め，責任遺伝子が存在する19q13の領域を約3.5 Mbの範囲に絞り込んだ。彼らは，この領域に存在する*ACTN4*（コードする蛋白分子は*α*-actinin-4）に注目し変異解析をおこなったところ，3家系ともに*ACTN4*のミスセンス突然変異が確認され，常染色体顕性遺伝家族性FSGSの責任遺伝子として*ACTN4*を同定した[10]。

4. 孤発性FSGS (sporadic FSGS) と*NPHS2*遺伝子異常

　前述したように2000年に家族性FSGSの原因遺伝子として*NPHS2*が同定されたが[6]，2001～2002年にはイタリア[11]とドイツ[12]から，孤発性FSGS例の約20～30%で*NPHS2*の遺伝子異常が認められたことから，孤発性FSGS例に対する*NPHS2*遺伝子異常スクリーニングの必要性が示された。

5. 腎外症状を伴うFSGS (syndromic FSGS) と遺伝子異常

　腎外症状を伴うFSGSのうち，2000年までに病因として確定された疾患と遺伝子は，Denys-Drash症候群（男性仮性半陰陽，Wilms腫瘍），Frasier症候群（性染色体はXYだが女性型外性器，索状性腺，性腺芽腫）は*WT1*の変異[13, 14]，Nail-patella症候群（爪形成不全，膝蓋骨低形成・無形成，腸骨角状突起，肘関節異形成）は*LMX1B*の変異[15]，ミトコンドリア病（難聴，糖尿病）ではミトコンドリアDNAの*tRNA*[Leu(UUR)]の変異[16]である。

6. 遺伝性FSGS研究に関する2000年初め以降の動向

　　2003年にヒトゲノムシーケンス完了宣言がされ，2005年に次世代シーケンサー（next generation sequencing：NGS）が登場した。そして2010年にはNGSを用いた全エクソームシーケンス解析（whole exome sequencing：WES）による疾患責任遺伝子の同定に初めて成功した[17]。

　　ネフローゼ症候群の原因遺伝子同定は，1998年の*NPHS1*[18]に始まるが，NGSを中心とした遺伝子解析技術の目覚ましい進展によって，次々と原因遺伝子が同定されている（図）[19]。

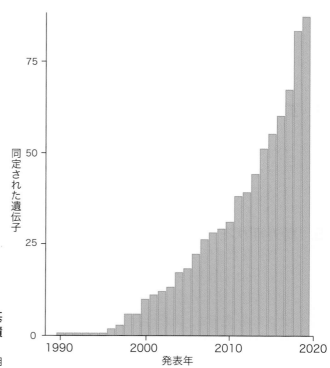

図　同定された糸球体濾過障壁（ポドサイト，基底膜，内皮細胞）異常の原因遺伝子数（累積数）の経年推移
　　　文献19より翻訳して引用

【文献】

1) Fanconi VG, Kousmine C, Frischknecht W. Die konstitutionelle Bereitschaft zum nephrosesyndrom. Helv Paediatr Acta 1951；6：199-218.

2) White RH. The familial nephrotic syndrome. I. A European survey. Clin Nephrol 1973；1：215-219.

3) Conlon PJ, Butterly D, Albers F, Rodby R, Gunnells JC, Howell DN. Clinical and pathologic features of familial focal segmental glomerulosclerosis. Am J Kidney Dis 1995；26：34-40.

4) Fuchshuber A, Jean G, Gribouval O, Gubler MC, Broyer M, Beckmann JC, Niaudet P, Antignac C. Mapping a gene（SRN1）to chromosome 1q25-q31 in idiopathic nephrotic syndrome confirms a distinct entity of autosomal recessive nephrosis. Hum Mol Genet 1995；4：2155-2158.

5) Conlon PJ, Lynn K, Winn MP, Quarles LD, Bembe ML, Pericak-Vance M, Speer M, Howell DN. Spectrum of disease in familial focal and segmental glomerulosclerosis. Kidney Int 1999；56：1863-1871.

6) Boute N, Gribouval O, Roselli S, Benessy F, Lee H, Fuchshuber A, Dahan K, Gubler MC, Niaudet P, Antignac C. NPHS2, encoding the glomerular protein podocin, is mutated in autosomal recessive steroid-resistant nephrotic syndrome. Nat Genet 2000；24：349-354.

7) Tsukaguchi H, Yager H, Dawborn J, Jost L, Cohlmia J, Abreu PF, Pereira AB, Pollak MR. A locus for adolescent and adult onset familial focal segmental glomerulosclerosis on chromosome 1q25-31. J Am Soc Nephrol 2000；11：1674-1680.

8) Tsukaguchi H, Sudhakar A, Le TC, Nguyen T, Yao J, Schwimmer JA, Schachter AD, Poch E, Abreu PF, Appel GB, Pereira AB, Kalluri R, Pollak MR. NPHS2 mutations in late-onset focal segmental glomerulosclerosis: R229Q is a common disease-associated allele. J Clin Invest 2002；110：1659-1666.

9) Mathis BJ, Kim SH, Calabrese K, Haas M, Seidman JG, Seidman CE, Pollak MR. A locus for inherited focal segmental glomerulosclerosis maps to chromosome 19q13. Kidney Int 1998；53：282-286.

10) Kaplan JM, Kim SH, North KN, Rennke H, Correia LA, Tong HQ, Mathis BJ, Rodriguez- Pérez JC, Allen PG, Beggs AH, Pollak MR. Mutations in *ACTN4*, encoding *a* -actinin-4, cause familial focal segmental glomerulosclerosis. Nat Genet 2000；24：251-256.

11) Caridi G, Bertelli R, Carrea A, Di Duca M, Catarsi P, Artero M, Carraro M, Zennaro C, Candiano G, Musante L, Seri M, Ginevri F, Perfumo F, Ghiggeri GM. Prevalence, genetics, and clinical features of patients carrying podocin mutations in steroid-resistant nonfamilial focal segmental glomerulosclerosis. J Am Soc Nephrol 2001；12：2742-2746.

12) Karle SM, Uetz B, Ronner V, Glaeser L, Hildebrandt F, Fuchshuber A. Novel mutations in *NPHS2* detect in both familial and sporadic steroid-resistant nephrotic syndrome. J Am Soc Nephrol 2002；13：388-393.

13) Baird PN, Santos A, Groves N, Jadresic L, Cowell JK. Constitutional mutations in the WT1 gene in patients with Denys-Drash syndrome. Hum Mol Genet 1992；1：301-305.

14) Barbaux S, Niaudet P, Gubler MC, Grünfeld JP, Jaubert F, Kuttenn F, Fékété CN, Souleyreau-Therville N, Thibaud E, Fellous M, McElreavey K. Donor splice-site mutations in *WT1* are responsible for Frasier syndrome. Nat Genet 1997；17：467-470.

15) Dreyer SD, Zhou G, Baldini A, Winterpacht A, Zabel B, Cole W, Johnson RL, Lee B. Mutations in *LMX1B* cause abnormal skeletal patterning and renal dysplasia in nail patella syndrome. Nat Genet 1998；19：47-50.

16) Jansen JJ, Maassen JA, van der Woude FJ, Lemmink HA, van den Ouweland JM, t' Hart LM, Smeets HJ, Bruijn JA, Lemkes HH. Mutation in mitochondrial tRNA$^{Leu(UUR)}$ gene associated with progressive kidney disease. J Am Soc Nephrol 1997；8：1118-1124.

17) Ng SB, Buckingham KJ, Lee C, Bigham AW, Tabor HK, Dent KM, Huff CD, Shannon PT, Jabs EW, Nickerson DA, Shendure J, Bamshad MJ. Exome sequencing identifies the cause of a mendelian disorder. Nat Genet 2010；42：30-35.

18) Kestilä M, Lenkkeri U, Männikkö M, Lamerdin J, McCready P, Putaala H, Ruotsalainen V, Morita T, Nissinen M, Herva R, Kashtan CE, Peltonen L, Holmberg C, Olsen A, Tryggvason K. Positionally cloned gene for a novel glomerular protein--nephrin- is mutated in congenital nephrotic syndrome. Mol Cell 1998；1：575-582.

19) Li AS, Ingham JF, Lennon R. Genetic disorders of the glomerular filtration barrier. Clin J Am Soc Nephrol 2020；15：1818-1828.

5. FSGSの病因分類

　本章1項で記述したように，1970年代前半に微小変化とは独立した疾患概念としてFSGSが提唱されたが，本章第2～4項で解説したように，FSGSを惹起する病因に関する知見が集積し，FSGSの病因分類が進められた[1~4]。これら参考にしたFSGSの病因分類を表に示す。

　2021年のKDIGOガイドラインでは，二次性FSGSや遺伝性FSGSを除外したうえで，臨床病理学的に，①光顕で巣状，分節性の糸球体硬化病変を認める，②電顕でびまん性の足突起の消失を認める，③ネフローゼ症候群を呈している場合を一次性FSGSと定義するとしている[4]。

　一次性FSGSの病因である液性因子はいまだ同定されていない。今後，液性因子が少しでも解明されれば，前述の一次性FSGSの定義も見直されるものと考える。

表　FSGSの病因分類

一次性（primary）	
二次性（secondary）	ウイルス（virus-associated）
	薬剤（drug-induced）
	適応性（adaptive）
遺伝性（genetic）	家族性（familial）
	症候性（syndromic）
	孤発性（sporadic）

　また，KDIGOガイドラインでは，FSGSの分類にFSGS of undetermined cause（FSGS-UC）を入れている。実臨床では，既知の二次性病因や遺伝子変異は認めず，さらに電顕で足突起の消失が分節性である，蛋白尿はでているが，ネフローゼ症候群の基準を満たすほど多量ではない症例を少なからず経験する。このような症例をFSGS-UCとして分類してはどうかとKDIGOが提唱している[4]。

　FSGS-UCに分類された症例の多くは，現時点では明らかにされていない二次性病因や遺伝子変異によるFSGSの可能性があるため，今回示したFSGSの病因分類には，FSGS-UCを含めていない。

【文献】
1) D'Agati VD, Kaskel FJ, Falk RJ. Focal segmental glomerulosclerosis. N Engl J Med 2011；365：2398-2411.
2) Rosenberg AZ, Kopp JB. Focal segmental glomerulosclerosis. Clin J Am Soc Nephrol 2017；12：502-517.
3) De Vriese AS, Sethi S, Nath KA, Glassock RJ, Fervenza FC. Differentiating primary, genetic, and secondary FSGS in Adults: A clinicopathological approach. J Am Soc Nephrol 2018；29：759-774.
4) KDIGO 2021 Clinical practice guideline for the management of glomerular disease. Kidney Int 2021；100：S1-S276.

第 2 章

FSGS の病態

1.　一次性FSGSと液性因子

　1972年に提唱されたHoyerら[1]の液性因子仮説（第1章2項で記述）から50年が経過したが，一次性FSGSを惹起する液性因子（circulating factors：CFs）はいまだ同定されていない。しかし，1998年に同定された*NPHS1*（ネフリン）[2]によって蛋白尿に対する糸球体濾過障壁の主たる役割は，従来から考えられていた糸球体基底膜ではなくポドサイトが担っているとの理解が進み，また同時期に培養ポドサイト（マウス由来のMundel細胞株とヒト由来のSaleem細胞株）が確立されて[3, 4]研究応用が可能になったことは，液性因子研究に大きなイ

表　腎移植後FSGS再発に関与する液性因子の候補

液性因子	概要	分子量（kDa）	主要産生臓器・細胞
CLCF1	IL-6ファミリーに属する分泌型サイトカイン	25	リンパ節，脾臓など
suPAR	可溶型ウロキナーゼ型プラスミノーゲン活性化因子受容体	20～50 D1フラグメントとD2-D3フラグメントで異なる	単球，マクロファージ好中球，T細胞骨髄系未熟細胞など
抗CD40抗体	CD40に対する自己抗体	150	形質細胞
sCD40L	CD40に対する可溶性リガンド	34	T細胞
CASK	膜結合型グアニル酸キナーゼ（MAGUK）ファミリーに属するカルシウム/カルモジュリン依存性セリンプロテインキナーゼ	105	不明
抗ネフリン抗体	ネフリンに対する自己抗体	150	形質細胞

CLCF1：cardiotrophin-like cytokine factor 1，suPAR：soluble urokinase-type plasminogen activator receptor，sCD40L：soluble CD40 ligand，CASK：calcium/calmodulin-dependent serine protein kinase

ンパクトを与えた。

　本項では，腎移植後FSGS再発血漿（血清）を試料とした研究から同定された，液性因子の候補について解説する。

1. CLCF1

　CLCF1（cardiotrophin-like cytokine factor 1）は，シグナル伝達分子であるgp130を共有するIL-6ファミリーサイトカインのひとつである（表）。

　Savinら[5]のグループはラット単離糸球体を用いた*in vitro*バイオアッセイ法を確立し（P_{alb}活性と称し，その値が1.0に近いほどアルブミン透過性は高い），腎移植後FSGS再発例は腎移植後FSGS非再発例やその他の腎疾患例に比べてP_{alb}活性が明らかに高いこと，そして再発例では血漿交換療法で蛋白尿が減少するとともにP_{alb}活性も低下することを報告した[6]。そののち，このバイオアッセイ法を用いて液性因子の同定に取り組み，CLCF1を液性因子の候補として同定し[7]，さらに検討を進めている[8,9]（表）。

確認された現象	解決すべき事項	発表年
ラット単離糸球体のアルブミン透過性（P_{alb}活性）を亢進 糸球体や培養ポドサイトのネフリン発現を減弱 CLCF1モノクローナル抗体によりP_{alb}活性が低下 JAK2-STATシグナル伝達経路が関与 JAK2阻害薬でP_{alb}活性が低下	ポドサイトにCLCF1受容体が発現しているか不明 JAK2-STATシグナル伝達経路とP_{alb}活性亢進やネフリン発現減弱との関係が不明 ヒトでのデータに乏しい	2010
血清suPAR値はFSGS，とくにFSGS再発例で高い ポドサイトのβ_3インテグリンを活性化 血漿交換により，血清suPAR値の低下とポドサイトβ_3インテグリン活性化の軽減 マウスでsuPARが蛋白尿とFSGS病変を惹起	FSGSのバイオマーカーとしての意義は乏しい 液性因子としての評価は定まっていない	2011
培養ポドサイトを傷害（アクチン細胞骨格の変化） マウスで蛋白尿を惹起 uPARに対するモノクローナル抗体や$\alpha_v\beta_3$インテグリン阻害薬は前述の現象を軽減 suPARは抗CD40抗体によるマウスの蛋白尿惹起作用を増強	腎移植後FSGS再発例の臨床情報が不明 ヒトにおける抗CD40抗体による蛋白尿惹起機序が不明 抗CD40抗体とsuPARの相乗作用の機序は不明 CD40の立体構造変化が免疫原性の獲得に関与と報告	2014
培養ポドサイトのネフリン発現の減弱と細胞骨格の変化を惹起 ラット単離糸球体のアルブミン透過性（P_{alb}活性）を亢進 CD40/CD40Lシグナル経路の阻害で前述の現象は抑制	CD40/sCD40Lシグナル経路による蛋白尿惹起機序が不明 FSGS再発との病的因果関係は不明	2017
培養ポドサイトを傷害（ZO-1の局在変化，アクチン細胞骨格の変化） マウスで蛋白尿と足突起の消失を惹起	CASKが血清中に出現する機序は不明 ポドサイトにCD98が発現しているか不明	2019
腎移植後FSGS再発例の移植前血漿で抗ネフリン抗体を確認 腎移植後FSGS再発1h生検で， 1）ネフリンと共局在したIgGの沈着 2）ネフリンのチロシンリン酸化 3）アダプター分子のひとつであるShcAの発現が増強 4）ネフリンの局在変化 5）足突起の消失	多数例での検証が必要 ネフリンに対する自己抗体が産生される機序は不明	2022

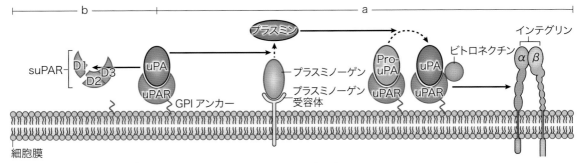

図1　uPAとその受容体であるuPAR，そしてsuPARの概要

文献13より翻訳して引用

　なお，Savinら[10]のグループは，CLCF1はガラクトースに強い親和性を有し，P_{alb}活性はガラクトースにより有意に抑制されることから，経口ガラクトース療法は新規治療法になり得るのではないかと報告した。しかし，2013年の小児FSGSを対象とした前向き研究では，経口ガラクトース療法の有効性は確認されず[11]，我々の経験でも同様であった[12]。経口ガラクトース療法が有効とする症例報告もいくつかあるため[12]，その評価は定まっていない。

2. suPAR

　ウロキナーゼ型プラスミノーゲン活性化因子（urokinase-type plasminogen activator：uPA，ウロキナーゼともよばれる）の受容体がウロキナーゼ型プラスミノーゲン活性化因子受容体（urokinase-type plasminogen activator receptor：uPAR）であり，グリコシルホスファチジルイノシトール（glycosylphosphatidylinositol：GPI）アンカーを介して細胞膜に存在する（図1）[13]。uPAによって産生されたプラスミンによってpro-uPAからuPAとなる。uPAがuPARに結合するとuPARはクラスタリングしてビトロネクチンへの結合が亢進することでインテグリンシグナル伝達系が活性化する（図1a）[13]。また，uPARはuPAによって切断され，D1フラグメントとD2-D3フラグメントからなる可溶型ウロキナーゼ型プラスミノーゲン活性化因子受容体（soluble urokinase-type plasminogen activator receptor：suPAR）が産生する（図1b）[13]。

　Reiserら[14]のグループは，ポドサイト細胞表面に発現誘導されたuPARがβ_3インテグリンシグナル伝達系の活性化を介してポドサイト傷害を惹起する可能性を示し，そして同グループは，2011年にsuPARが液性因子の候補であると報告した[15]（表）。

　Reiserら[15]のグループはFSGS，とくに腎移植後FSGS再発例で血漿（血清）suPAR値が高いと報告したが，報告直後から，Maasらのグループは[16]血漿（血清）suPAR値の高値には疾患特異性はないことと血漿（血清）suPAR値は腎機能と逆相関すると報告した[16]。同様の報告が国内外から相次ぎ[17,18]，我々の検討でも同様の結果であった[19]。これらから，suPARのFSGSに対するバイオマーカーとしての意義は乏しいとされている。

また，Reiserら[15]によるマウスの実験結果（suPARによるポドサイト傷害）でも，suPARの外因性投与[18, 20, 21]，suPAR高発現マウス[18]，培養ポドサイト[21]を用いた実験で否定的な結果が報告されており，現在までsuPARが液性因子であるかについての評価は定まっていない。

3. 抗CD40抗体

CD40はTNF受容体スーパーファミリーに属する受容体で，B細胞，樹状細胞，マクロファージなどの抗原提示細胞に発現している。

Delvilleら[22]のグループは，腎移植後FSGS再発37例と非再発33例の血漿（血清）を用いて，ヒトタンパク質マイクロアレイ法で検討し，非再発例と比較して再発例で有意に多く認められたIgG抗体を10種類まで選別し，さらにELISA法でも確認した。これら10種類のうち，腎移植前から移植後1年までの臨床経過（治療による抗体価の低下など）を勘案し，最終的に抗CD40抗体が再発に関与している抗体であると判断した。次に，再発例から精製した抗CD40抗体は，培養ポドサイトに傷害をきたし（アクチン細胞骨格の変化），マウスに投与すると蛋白尿を生じたことから，抗CD40抗体は液性因子の候補であると報告した[22]（表）。

さらに同グループは，前述したuPARに対するモノクローナル抗体や$\alpha v \beta_3$インテグリン阻害薬は前述の抗CD40抗体によるポドサイト傷害を軽減し，またsuPARは抗CD40抗体によるマウスの蛋白尿惹起作用を増強したことから，抗CD40抗体とsuPARの相乗作用を示唆している[22]（表）。しかし，この抗CD40抗体とsuPARの相乗作用の機序は不明である[23]。

なお同グループは，CD40の変化をペプチドマイクロアレイスキャン法で検討し，CD40は立体構造が変化しており，これが免疫原性の獲得（抗CD40抗体の産生）に関与する可能性を示している[22]。

4. sCD40L

sCD40L（soluble CD40 ligand, CD154）は活性化T細胞に発現するII型膜貫通型TNFファミリータンパク質で，CD40と結合することでB細胞，マクロファージ，樹状細胞などの免疫応答に関与している。

前述の抗CD40抗体が液性因子候補であるとの報告[22]を受けて，Doublierら[24]のグループはsCD40Lの関与を検討した。その結果，sCD40Lは培養ポドサイトのネフリン発現の減弱と細胞骨格の変化を惹起し，P_{alb}活性を亢進させること，血漿（血清）中にsCD40Lが確認され，腎移植後FSGS再発例の血漿（血清）でも前述と同じ現象がみられ，さらにこれらの現象はCD40/CD40L経路の阻害で抑制されたことから，sCD40Lは液性因子の候補であると報告した[24]（表）。

しかし，CD40/CD40Lシグナル経路は，多くの腎疾患（糖尿病性腎症やループス腎炎など）での関連が報告されているため[25]，CD40/CD40Lシグナル経路と腎移植後FSGS再発との

病的因果関係は不明である。

5. CASK

　CASK（calcium/calmodulin-dependent serine protein kinase）はMAGUK（membrane-associated guanylate kinase）ファミリーに属する足場タンパク質で，糸球体ポドサイトではネフリン，CD2AP（CD2 associated protein），ZO-1（zonula occludens 1）複合体を形成し，スリット膜の構造や機能の維持に関与していることが報告されている[26]。

　以前より，腎移植後FSGS再発に対する治療法としてプロテインA吸着カラムの有効性が報告されている[27]。

　Beaudreuil[28]らのグループは，腎移植後，FSGS再発のためプロテイン吸着カラム治療をおこなった3例のタンパクを，SDSポリアクリルアミドゲル電気泳動（SDS polyacrylamide gel electrophoresis：SDS-PAGE）と高速液体クロマトグラフ法（high performance liquid chromatography：HPLC）＋質量分析計（mass spectrometer：MS）で解析し，CASKを候補として同定した。そしてCASKの病的意義を検討したところ，ヒトリコンビナントCASKは培養ポドサイトの傷害（ZO-1の局在変化，アクチン細胞骨格の変化）とマウスで蛋白尿と足突起の消失を惹起したことから，液性因子の候補として報告した[28]（表）。

　しかし，CASKが血漿（血清）中に出現する機序は不明である。腸管上皮細胞でCASKはCD98の細胞外ドメインと結合することが報告されているものの[29]，ポドサイトにCD98が発現しているかは不明であり，課題が残されている。

6. 抗ネフリン抗体

　抗ネフリン抗体は，ネフリンの発現が完全に欠損しているフィンランド型先天性ネフローゼ症候群（*NPHS1*の変異はFin-major変異）例の腎移植後蛋白尿の病因として，2002年に初めて報告された[30]。移植された健常な腎臓にはネフリンが発現しており，ネフリンが完全欠損しているフィンランド型先天性ネフローゼ症候群例では，ネフリンは新規のアロ抗原であるため，腎移植後に抗ネフリン抗体（同種抗体）が産生されると考えられた[30]。実際，蛋白尿の出現は一次腎移植では移植後2～33カ月（平均11.9カ月）であり，抗ネフリン抗体の産生期間を反映している。移植腎生検では，電顕で足突起の消失，免疫染色でネフリン染色が線状（linear pattern）から顆粒状（granular pattern）へ変化することが観察された[30]。

　抗ネフリン抗体による蛋白尿出現の機序は不明であったが，1988年にわが国のShimizuら[31]のグループが，ラットネフリンの細胞外ドメインに対するモノクローナル抗体（mAb5-1-6）をラットに投与すると，投与後数日以内に著明な蛋白尿が惹起されることを報告している。

　2022年にWattsら[32]のグループは，微小変化型ネフローゼ症候群（minimal change disease：MCD）の約29%で血漿（血清）中に抗ネフリン抗体を検出し，腎生検ではIgG（抗ネフリン抗体）とネフリンの共局在を認めたことから，一部のMCDの病因に抗ネフリン抗体が関与していることを報告した。さらに同グループは1例のFSGS例において，腎移植前後の

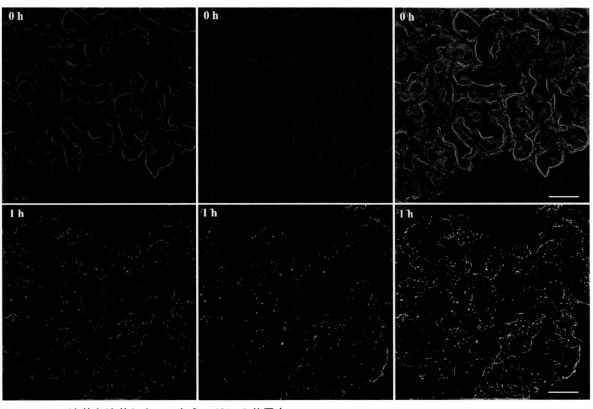

図2　IgGの沈着と沈着したIgGとネフリンの共局在

文献33より引用

腎移植後FSGS再発例の0h生検と1h生検の移植腎生検組織を構造化照明顕微鏡法(structured illumination microscopy：SIM)で観察したところ，1h生検でIgGの沈着(緑色)と，沈着したIgGとネフリン(赤色)の共局在(黄色)を認めた。
スケールバー：10μm

　血漿(血清)中の抗ネフリン抗体価の推移から，腎移植後FSGS再発に抗ネフリン抗体が関与していることを示唆した[32]。

　2022年に我々のグループは，腎移植後FSGS再発例の移植前の保存血漿(血清)と移植血管吻合前(0h)と移植血管吻合後に患者血液が灌流して1時間後(1h)の移植腎生検組織を用いて血漿(血清)中の抗ネフリン抗体の有無と移植腎へのIgG沈着を検討した。その結果，血漿(血清)中に抗ネフリン抗体が確認され，1h生検でネフリンと共局在したIgGの沈着を認めた(図2)[33]。これらの所見は，Wattsらのグループが報告したMCD例と同様であった[32]。

　*In vitro*の実験で抗ネフリンモノクローナル抗体はネフリンのチロシンリン酸化を惹起することが報告されていたが[34]，我々は1h生検でネフリンのチロシンリン酸化を確認した(図3)[33]。

　ネフリンのチロシンリン酸化が起きると，アダプター分子が結合してさまざまなポドサ

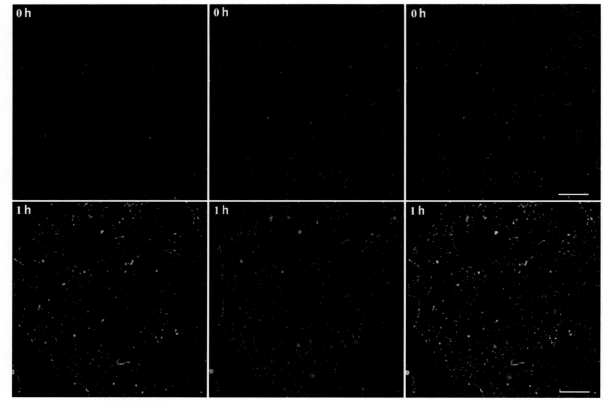

図3　ネフリンのチロシンリン酸化

文献33より引用

腎移植後FSGS再発例の0h生検と1h生検の移植腎生検組織をSIMで観察したところ，1h生検でネフリンのチロシンリン酸化（今回の検討ではY1176）（赤色）と，沈着したIgG（緑色）とチロシンリン酸化ネフリン（赤色）の共局在（黄色）を認めた。
スケールバー：10μm

イト機能に影響を及ぼすことが知られている（図4）[35]。1h生検の検討では，アダプター分子のひとつであるSrc homology and collagen A（ShcA）の発現が増強し（図5），ネフリンの局在変化（図6）を認めた。ポドサイト細胞骨格については，光顕では微小変化であるものの，電顕では足突起の消失（図7）が観察された[33]。

　以上の所見より，1例ではあるが，抗ネフリン抗体は液性因子の候補である可能性を報告した（表）[33]。

　この知見を確認する目的で，1989〜2022年の期間中に我々の診療科で経験した腎移植後FSGS再発16例のうち，血漿が保存されていた14例を対象として，ELISA法による血漿中の抗ネフリン抗体価と移植腎生検組織でのネフリンと共局在したIgGの沈着を調べたところ，多くの症例で抗ネフリン抗体の関与が示された。現在，多施設の協力のもと，腎移植後FSGS再発にどれくらいの割合で抗ネフリン抗体が関与しているかを検討中である[36]。

　なお，ネフリンに対する<u>自己抗体</u>①が産生される機序は不明である。

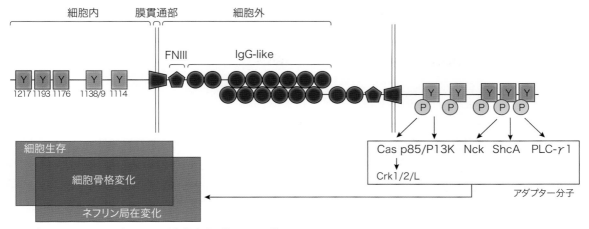

図4　ネフリンのチロシンリン酸化とシグナリング

文献35を翻訳して引用

ネフリンの細胞外ドメインは8個のIgG-like（immunoglobulin G-like）ドメインと1個のFN Ⅲ（fibronectin-type Ⅲ-like）ドメイン，そしてひとつの膜貫通部で構成される。ネフリンの細胞内ドメインのチロシン（Y）がリン酸化される（図中のℙ）とアダプター分子群を介したシグナリングによって，細胞生存，細胞骨格変化，ネフリンの局在変化が起きる。

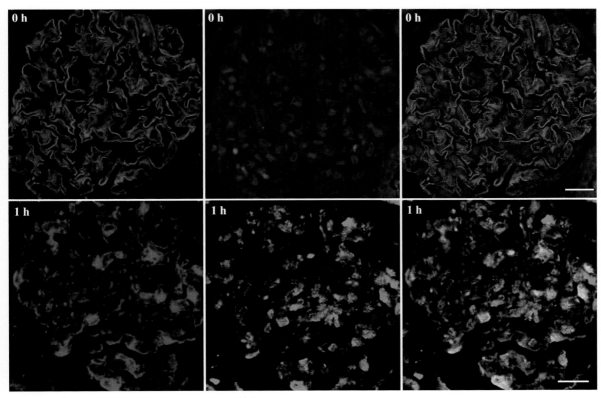

図5　アダプター分子であるShcA発現の増強

文献33より引用

腎移植後FSGS再発例の1h生検は0h生検と比べて，ShcAの発現（緑色）は明らかに増強し，ネフリン（赤色）との共局在（黄色）を認めた。
スケールバー：20 μm

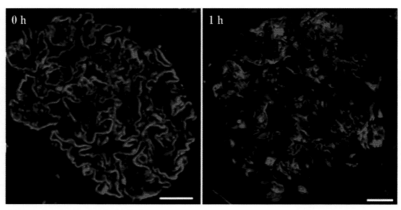

図6　ネフリンの局在変化

文献33より引用

腎移植後FSGS再発例の1h生検のネフリン免疫染色は，0h生検の線状から顆粒状に変化し，
ネフリンの局在変化を認めた。
スケールバー：20μm

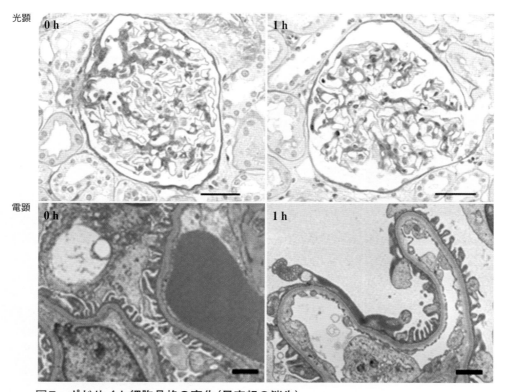

図7　ポドサイト細胞骨格の変化（足突起の消失）

文献33より引用

腎移植後FSGS再発例の1h生検。光顕は微小変化であるものの，電顕では部分的な足突起の消失が観察され
た。
光顕のスケールバー：80μm，電顕のスケールバー：2μm

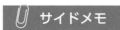 **サイドメモ**

①一次性FSGS/MCDと自己抗体

一次性FSGS/MCDの病態にB細胞が関与しているとの理解が進んだことを背景に，自己抗体の探索研究が進められている．前述の抗CD40抗体や抗ネフリン抗体のほかに，抗UCHL1（ubiquitin carboxy-terminal hydrase L 1）抗体[1]や抗アネキシンA2（annexin A2）抗体[2]が報告されており，一次性FSGS/MCDの一部は自己免疫疾患である可能性も考えられる．

【文献】
1) Jamin A, Berthelot L, Couderc A, Chemouny JM, Boedec E, Dehoux L, Abbad L, Dossier C, Daugas E, Monteiro RC, Deschênes G. Autoantibodies against podocytic UCHL1 are associated with idiopathic nephrotic syndrome relapses and induce proteinuria in mice. J Autoimmun 2018；89：149-161.
2) Ye Q, Zhang Y, Zhuang J, Bi Y, Xu H, Shen Q, Liu J, Fu H, Wang J, Feng C, Tang X, Liu F, Gu W, Zhao F, Zhang J, Qin Y, Shang S, Shen H, Chen X, Shen H, Liu A,Xia Y, Lu Z, Shu Q, Mao J. The important roles and molecular mechanisms of annexin A2 autoantibody in children with nephrotic syndrome. Ann Transl Med 2021；9：1452.

【文献】
1) Hoyer JR, Raij L, Vernier RL, Simmons RL, Najarian JS, Michael AF. Recurrence of idiopathic nephrotic syndrome after renal transplantation. Lancet 1972；2：343-348.
2) Kestilä M, Lenkkeri U, Männikkö M, Lamerdin J, McCready P, Putaala H, Ruotsalainen V, Morita T, Nissinen M, Herva R, Kashtan CE, Peltonen L, Holmberg C, Olsen A, Tryggvason K. Positionally cloned gene for a novel glomerular protein--nephrin-- is mutated in congenital nephrotic syndrome. Mol Cell 1998；1：575-582.
3) Mundel P, Reiser J, Zúñiga Mejía Borja A, Pavenstädt H, Davidson GR, Kriz W, Zeller R. Rearrangements of the cytoskeleton and cell contacts induce process formation during differentiation of conditionally immortalized mouse podocyte cell lines. Exp Cell Res 1997；36：248-258.
4) Saleem MA, O'Hare MJ, Reiser J, Coward RJ, Inward CD, Farren T, Xing CY, Ni L, Mathieson PW, Mundel P. A conditionally immortalized human podocyte cell line demonstrating nephrin and podocin expression. J Am Soc Nephrol 2002；13：630-638.
5) Savin VJ, Sharma R, Lovell HB, Welling DJ. Measurement of albumin reflection coefficient with isolated rat glomeruli. J Am Soc Nephrol 1992；3：1260-1269.
6) Savin VJ, Sharma R, Sharma M, McCarthy ET, Swan SK, Ellis E, Lovell H, Warady B, Gunwar S, Chonko AM, Artero M, Vincenti F. Circulating factor associated with increased glomerular permeability to albumin in recurrent focal segmental glomerulosclerosis. N Engl J Med 1996；334：878-883.
7) McCarthy ET, Sharma M, Savin VJ. Circulating permeability factors in idiopathic nephrotic syndrome and focal segmental glomerulosclerosis. Clin J Am Soc Nephrol 2010；5：2115-2121.
8) Sharma M, Zhou J, Gauchat JF, Sharma R, McCarthy ET, Srivastava T, Savin VJ. Janus kinase 2/ signal transducer and activator of transcription 3 inhibitors attenuate the effect of cardiotrophin-like cytokine factor 1 and human focal segmental glomerulosclerosis serum on glomerular filtration barrier. Transl Res 2015；166：384-398.
9) Savin VJ, Sharma M, Zhou J, Gennochi D, Fields T, Sharma R, McCarthy ET, Srivastava T, Domen J, Tormo A, Gauchat JF. Renal and hematological effects of CLCF-1, a B-cell-stimulating cytokine of the IL-6 family. J Immunol Res 2015；2015：Article ID714964.
10) Savin VJ, McCarthy ET, Sharma R, Charba D, Sharma M. Galactose binds to focal segmental glomerulosclerosis permeability factor and inhibits its activity. Transl Res 2008；151：288-292.
11) Sgambat K, Banks M, Moudgil A. Effect of galactose on glomerular permeability and proteinuria in steroid-resistant nephrotic syndrome. Pediatr Nephrol 2013；28：2131-2135.
12) 飯田貴也，三浦健一郎，金子直人，谷口洋平，長澤　武，伴　英樹，白井陽子，高木陽子，薮内智朗，

石塚喜世伸, 服部元史. 巣状分節状性糸球体硬化症の腎移植後再発に対する経口ガラクトース療法の経験. 日臨腎移植会誌 2020；8：107-111.

13）Smith HW, Marshall CJ. Regulation of cell signalling by uPAR. Nat Rev Mol Cell Biol 2010；11：23-36.

14）Wei C, Möller CC, Altintas MM, Li J, Schwarz K, Zacchigna S, Xie L, Henger A, Schmid H, Rastaldi MP, Cowan P, Kretzler M, Parrilla R, Bendayan M, Gupta V, Nikolic B, Kalluri R, Carmeliet P, Mundel P, Reiser J. Modification of kidney barrier function by the urokinase receptor. Nat Med 2008；14：55-63.

15）Wei C, El Hindi S, Li J, Fornoni A, Goes N, Sageshima J, Maiguel D, Karumanchi SA, Yap HK, Saleem M, Zhang Q, Nikolic B, Chaudhuri A, Daftarian P, Salido E, Torres A, Salifu M, Sarwal MM, Schaefer F, Morath C, Schwenger V, Zeier M, Gupta V, Roth D, Rastaldi MP, Burke G, Ruiz P, Reiser J. Circulating urokinase receptor as a cause of focal segmental glomerulosclerosis. Nat Med 2011；17：952-960.

16）Maas RJH, Wetzels JFM, Deegens JKJ. Serum-soluble urokinase receptor concentration in primary FSGS. Kidney Int 2012；81：1043-1044.

17）Wada T, Nangaku M, Maruyama S, Imai E, Shoji K, Kato S, Endo T, Muso E, Kamata K, Yokoyama H, Fujimoto K, Obata Y, Nishino T, Kato H, Uchida S, Sasatomi Y, Saito T, Matsuo S. A multicenter cross-sectional study of circulating soluble urokinase receptor in Japanese patients with glomerular disease. Kidney Int 2014；85：641-648.

18）Spinale JM, Mariani LH, Kapoor S, Zhang J, Weyant R, Song PX, Wong HN, Troost JP, Gadegbeku CA, Gipson DS, Kretzler M, Nihalani D, Holzman LB. A reassessment of soluble urokinase-type plasminogen activator receptor in glomerular disease. Kidney Int 2015；87：564-574.

19）Harita Y, Ishizuka K, Tanego A, Sugawara N, Chikamoto H, Akioka Y, Tsurumi H, Miura K, Gotoh Y, Tsujita M, Yamamoto T, Horike K, Takeda A, Oka A, Igarashi T, Hattori M. Decreased glomerular filtration as the primary factor of elevated circulating suPAR levels in focal segmental glomerulosclerosis. Pediatr Nephrol 2014；29：1553-1560.

20）Cathelin D, Placier S, Ploug M, Verpont MC, Vandermeersch S, Luque Y, Hertig A, Rondeau E, Mesnard L. Administration of recombinant soluble urokinase receptor per se is not sufficient to induce podocyte alterations and proteinuria in mice. J Am Soc Nephrol 2014；25：1662-1668.

21）Harel E, Shoji J, Abraham V, Miller L, Laszik ZG, King A, Dobi D, Szabo G, Hann B, Sarwal MM, Craik CS, Vincenti F. Further evidence that the soluble urokinase plasminogen activator receptor does not directly injure mice or human podocytes. Transplantation 2020；104：54-60.

22）Delville M, Sigdel TK, Wei C, Li J, Hsieh SC, Fornoni A, Burke GW, Bruneval P, Naesens M, Jackson A, Alachkar N, Canaud G, Legendre C, Anglicheau D, Reiser J, Sarwal MM. A circulating antibody panel for pretransplant prediction of FSGS recurrence after kidney transplantation. Sci Transl Med 2014；6：256ra136.

23）Wei C, Sigdel TK, Sarwal MM, Reiser J. Circulating CD40 autoantibody and suPAR synergy drives glomerular injury. Ann Transl Med 2015；3：300.

24）Doublier S, Zennaro C, Musante L, Spatola T, Candiano G, Bruschi M, Besso L, Cedrino M, Carraro M, Ghiggeri GM, Camussi G, Lupia E. Soluble CD40 ligand directly alters glomerular permeability and may act as a circulating permeability factor in FSGS. PLoS One 2017；12：e0188045.

25）Zhang S, Breidenbach JD, Russell BH, George J, Haller ST. CD40/CD40L signaling as a promising therapeutic target for the treatment of renal disease. J Clin Med 2020；9：3653.

26）Lehtonen S, Lehtonen E, Kudlicka K, Holthöfer H, Farquhar MG. Nephrin forms a complex with adherens junction proteins and CASK in podocytes and in madin-darby canine kidney cell expressing nephrin. Am J Pathol 2004：165：923-936.

27）Dantal J, Bigot E, Bogers W, Testa A, Kriaa F, Jacques Y, Hurault de Ligny B, Niaudet P, Charpentier B, Soulillou JP. Effect of plasma protein adsorption on protein excretion in kidney-transplant recipients with recurrent nephrotic syndrome. N Engl J Med 1994；330：7-14.

28）Beaudreuil S, Zhang X, Herr F, Harper F, Candelier JJ, Fan Y, Yeter H, Dudreuilh C, Lecru L, Vazquez A, Charpentier B, Lorenzo HK, Durrbach A. Circulating CASK is associated with recurrent focal segmental glomerulosclerosis after transplantation. PLoS One 2019；14：e0219353.

29）Yan Y, Dalmasso G, Sitaraman S, Merlin D. Characterization of the human intestinal CD98 promoter and its regulation by interferon-γ. Am J Physiol Gastrointest Liver Physiol 2007；292：G535-G545.

30）Patrakka J, Ruotsalainen V, Reponen P, Qvist E, Laine J, Holmberg C, Tryggvason K, Jalanko H. Recurrence of nephrotic syndrome in kidney grafts of patients with congenital nephrotic syndrome of the Finnish type. Transplantation 2002；73：394-403.

31）Orikasa M, Matsui K, Oite T, Shimizu F. Massive proteinuria induced in rats by a single intravenous injection of a monoclonal antibody. J Immunol 1988；141：807-814.

32）Watts AJB, Keller KH, Lerner G, Rosales I, Collins AB, Sekulic M, Waikar SS, Chandraker A, Riella LV, Alexander MP, Troost JP, Chen J, Fermin D, Yee JL, Sampson MG, Beck LH Jr, Henderson JM, Greka A, Rennke HG, Weins A. Discovery of autoantibodies targeting nephrin in minimal change disease supports a novel autoimmune etiology. J Am Soc Nephrol 2022；33：238-252.

33）Hattori M, Shirai Y, Kanda S, Ishizuka K, Kaneko N, Ando T, Eguchi M, Miura K. Circulating nephrin autoantibodies and posttransplant recurrence of primary focal segmental glomerulosclerosis. Am J Transplant 2022；22：2478-2480.

34）Lahdenperä J, Kilpeläinen P, Liu XL, Pikkarainen T, Reponen P, Ruotsalainen V, Tryggvason K. Clustering-induced tyrosine phosphorylation of nephrin by Src family kinases. Kidney Int 2003；64：404-413.

35）Martin CE, Jones N. Nephrin signaling in the podocyte: An updated view of signal regulation at the slit diaphragm and beyond. Front Endocrinol 2018；9：302.

36）Shirai Y, Miura K, Kanda S, Isizuka K, Ando T, Hashimoto T, Goto Y, Hamasaki Y, Hotta K , Tanabe K, Takako T, Hattori M. Circulating nephrin autoantibodies in patients with post-transplant recurrence of primary focal segmental glomerulosclerosis. 論文投稿中

2. 腎移植後FSGS再発例の血漿による ポドサイト傷害・障害

　前述した培養ポドサイト[①]（マウス培養ポドサイトとヒト培養ポドサイト）[1, 2]の確立は，腎移植後FSGS再発の病態研究に多大な貢献をしてきた。本項では，腎移植後FSGS再発血漿を試料とした病態研究の一部を解説する。

1. ネフリン

　1998年にネフリンが同定[3]されたのを契機に，FSGS/MCD例のヒト腎生検検体を用いて，ネフリンの発現変化（局在変化と減弱）が免疫染色法で検討されたが，FSGS/MCD例のネフリン発現は，局在が線状から顆粒状に変化し，また染色性は減弱するとの報告[4]と，一方では，そのような変化は認められないとの報告[5]があり，評価は一定していなかった。

　そのようななか，2005年にSaleemら[6]のグループは，腎移植後FSGS再発血漿をヒト培養ポドサイトに添加すると，細胞表面に発現していたネフリンは細胞内に局在変化し，ネフリンは減少，さらにこれらの変化は正常ヒト血漿の添加で回復することを報告した。また，同年にDoblierら[7]のグループは，糸球体上皮細胞の初代細胞にFSGS例血漿を添加すると，わずか15～30分で，ネフリンの局在変化と染色性の減弱を認めたと報告した。これらの事象は，前述の抗ネフリン抗体によるネフリンの局在変化（1項の図6）[8]，さらに第1章2項で紹介した症例報告（FSGS再発レシピエントから，糖尿病を原疾患とするレシピエントに再移植したところ，蛋白尿は減少し足突起の消失も改善した）[9]とも合致している。

2. インテグリン結合キナーゼ(integrin-linked kinase : ILK)

　ポドサイト足突起は，インテグリン(integrin)，ジストログリカン(dystroglycan)，シンデカン(syndecan)を介して糸球体基底膜(glomerular basement membrane：GBM)と強固に接着結合している（図1）[10]。$\alpha_3\beta_1$インテグリンは，α_3鎖，β_1鎖からなる細胞膜貫通型ヘテロダイマー構造の細胞外基質受容体で，α_3鎖がラミニン(laminin)，コラーゲン(collagen)，プロテオグリカン(proteoglycan)などの細胞外基質分子と選択的に結合する。β_1鎖は細胞質ドメインで，TVP(talin，vinculin，paxillin)複合体と結合し，さらにILKやFAK(focal adhesion kinase)などのシグナル分子と連携して，細胞外基質－インテグリン結合により生ずる接着シグナルを細胞内に伝達している(outside-in signaling)（図1）[10]。一方，インテグリンは細胞内に生じるシグナル変化により，細胞外基質との接着状態を変えて，細胞動態に影響している(inside-out signaling)。

　ILKは，PINCH(particularly interesting Cys-His-rich protein)やparvinとIPP(ILK-PINCH-Parvin)複合体を形成し（図1）[10]，接着，増殖，生存，上皮間葉転換(epithelial mes-

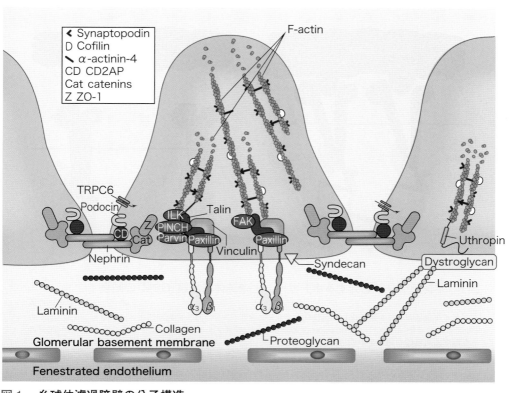

図1　糸球体濾過障壁の分子構造

文献10を参考に作成

ILKは, PINCHやparvinとIPP（ILK-PINCH-Parvin）複合体を形成し, 接着, 増殖, 生存, 上皮間葉転換, 細胞外基質構成, 細胞骨格を制御するシグナル分子として機能している。

enchymal transition：EMT）, 細胞外基質構成, 細胞骨格を制御するシグナル分子である[11]。

　ILKが腎疾患で注目されたのは, 2001年にKretzlerら[12]のグループが先天性ネフローゼ症候群例の糸球体でILK mRNA発現の亢進を認めたことに端を発する。彼らは, この事象を検証するために検討を進め, 蛋白尿を呈する2つの腎症モデル（加速型馬杉腎炎と成長ホルモントランスジェニックマウス）でもILK mRNA発現の亢進を認めたこと, マウス培養ポドサイトにピューロマイシン（puromycin）を添加するとILK mRNA発現とILK活性が亢進したこと, さらにILKを強制的に過剰発現させた培養ポドサイトは, コラーゲン基質との接着が減少し, 敷石状に増殖した細胞形態（cobble stone phenotype）に変化したことを観察し, ポドサイトが傷害されるとILKの活性化によるポドサイトの剥離が惹起される可能性を報告した（図2）[13]。

　我々のグループは, 1999年1月に小林直人先生（愛媛大学医学部解剖学教室）の協力で, Mundel先生からマウス培養ポドサイト[1]の供与を受け, マウス培養ポドサイトに対する腎移植後FSGS再発血漿添加の影響について検討を始めた。当初は, マウス培養ポドサイトが思うように分化せずに苦労したが, 小林先生の助言をもとに, 細胞株の変更, 培養皿のコー

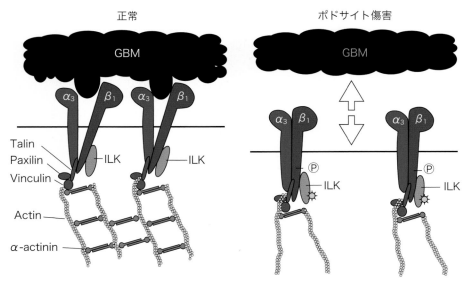

正常　　　　　　　　　　　　　　ポドサイト傷害

図2　インテグリンを介するポドサイトと糸球体基底膜（GBM）の結合

文献12，13を参考に作成

ポドサイト傷害はILKを活性化し，活性化したILKはβ1インテグリンの細胞内ドメインをリン酸化（図中の
Ⓟ）することで（インテグリンのinside-out signaling），ポドサイト接着性が低下してポドサイトがGBMか
ら剥離する可能性が報告された[12, 13]。

ティングをⅠ型コラーゲン（原法[1]）からラミニン-1に変更[14]，FCS（fetal calf serum）濃度
を5％濃度に下げる[15]などおこない，約1年がかりでようやくマウス培養ポドサイト株の分
化が安定した。

　2000年末には故伊藤克己先生の支援で，Atlas® cDNA Expression Arraysを導入し，検
索できる遺伝子数は1,176となった。これにより腎移植後FSGS再発血漿添加によるマウス
培養ポドサイトの変化を網羅的に解析できるようなった。腎移植後FSGS再発血漿のほか
に，disease controlとして，再発時のMCD例の血漿やネフローゼ症候群を呈したIgA血管
炎腎炎例の血漿についても検討した。検討を重ねるなかで，2002年3月にいくつかの候補
遺伝子を絞り込むことができた。そののちリアルタイムPCR（real-time PCR）による定量性
の評価を繰り返し，2003年5月にMundel細胞で発現変化する遺伝子群のなかからILKを選
定し，同年秋の米国腎臓学会で発表した。その際，Kretzler先生から「ILK活性を測定して
みては」との助言をうけた。

　国内では香美祥二先生（徳島大学医学部小児科）のグループが実験腎炎モデルでILK活性
を測定していたため[16]，ILK活性の測定をお願いしたところ，2004年6月に腎移植後FSGS
再発血漿添加1h後にILK活性の上昇が認められたとの報告を受けた（図3）。

　前述の経緯を経て，腎移植後FSGS再発6例，腎移植後FSGS非再発5例，MCD再発2例，
ネフローゼ症候群を呈したIgA血管炎腎炎2例，健常成人ボランティアの血漿を試料とし
て，ILK活性とマウス培養ポドサイト株の形態変化を観察した。なお，ピューロマイシン（10

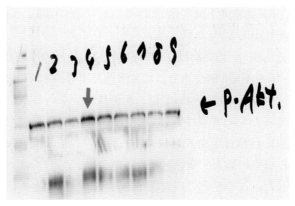

図3 培養ポドサイト（Mundel細胞）に腎移植後FSGS再発血漿を添加した際のILK活性の経時的変化
添加して1hにILK活性の上昇を認めた（香美祥二先生より写真提供）

1	：0h
2	：0.5h
4	：1h
5	：2h
7	：8h
9	：24 h

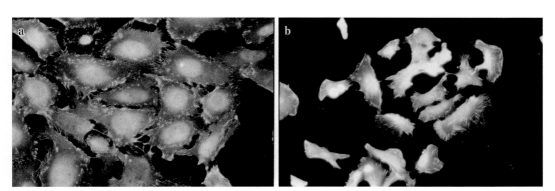

図4 培養ポドサイト（Mundel細胞）の剝離

文献17から引用

ビンキュリン（vinculin）免疫染色写真。培養ポドサイトのラミニンコーティング培養皿への接着を観察する目的でビンキュリン免疫染色で観察した。
a：培養ポドサイト（Mundel細胞）にILK活性の上昇が認められた腎移植後FSGS再発例血漿を添加する前。thin rod-shaped focal contact像がよく観察される。
b：添加24時間後。培養ポドサイトの剝離が認められた。

μg/mL）をポドサイトの毒性コントロールとした。その結果，腎移植後FSGS再発6例中3例において血漿添加後1hでILK活性の上昇が認められ，さらに血漿添加後24hで9％の細胞がラミニンコーティング培養皿から剝離した（図4）[17]。これらの結果は，前述のKretzlerらが提唱した，ポドサイトが傷害されるとILKの活性化によるポドサイトの剝離が惹起される可能性（図2）[12, 13]を支持する[17]。

　一方，腎移植後にFSGSが再発（蛋白尿の出現）したものの，ILK活性の上昇は認めなかった症例も3例みられた。この事象は，腎移植後FSGS再発に関与する液性因子は単一ではなく，症例によっては複数の因子が腎移植後FSGS再発に関与していることを示している[17]。

　腎移植後FSGSが再発した6例を，ILK活性の上昇はみられた（ILK活性上昇群）3例とILK活性の上昇がみられなかった（ILK活性非上昇群）3例に分けて腎移植後の経過を比較してみると，ILK活性上昇群は有意に多量の蛋白尿を呈し（ILK活性上昇群は40.3±19.7 g/

d vs. ILK活性非上昇群は11.2 ± 6.1 g/d，$p < 0.05$），これはポドサイトの剝離を反映している可能性がある[17]。

　再発治療（血漿交換療法）の反応性は，ILK活性上昇群3例中完全寛解1例，不完全寛解1例，治療不応1例であり，ILK活性非上昇群3例中完全寛解2例，不完全寛解1例であった[17]。治療反応性については，症例数が少ないことやリツキシマブ治療が登場する前の症例であったため考察は難しいが，ILK活性上昇群のなかの治療不応であった1例は，術後53病日の移植腎生検で約44％の糸球体にcellular lesion（糸球体係蹄の部分的な虚脱，糸球体上皮細胞の腫大・変性・増生，第3章で詳述）を認め，移植後1年10カ月で移植腎機能が廃絶した。この症例の病理像と急速な移植腎機能廃絶にポドサイトの剝離が関与したことが示唆された[18]。

　なお，今回の検討では，ポドサイトのILK活性を亢進させる患者血漿中の病因因子（本報告では液性毒性因子と呼称した）の性状は明らかにできていない[17]。

3. 血管拡張因子刺激リン酸化タンパク質（vasodilator stimulated phosphoprotein：VASP）

　VASPは，Ena-VASPタンパク質ファミリーメンバーのひとつで，細胞接着，極性化，遊走時にアクチン再構築部位に会合する細胞骨格の制御因子である。

　2013年にSaleemら[19]のグループは，腎移植後FSGS再発血漿をヒト培養ポドサイトに添加し，VASPがリン酸化されることや培養ポドサイトの遊走性が高まることを確認した。腎移植後FSGS再発血漿中のプロテアーゼ②がFSGS再発病態に関与している可能性を示すいくつかの報告があったことから[20, 21]，FSGS再発血漿のプロテアーゼを阻害したところVASPのリン酸化が抑制された。さらにsiRNA（small interfering RNA）法でプロテアーゼ活性化受容体1（protease activated receptor 1：PAR1）をブロックしたところ，VASPのリン酸化が抑制され，さらにポドシン変異遺伝子を導入した培養ポドサイトでは，VASPのリン酸化が認められなかった。以上の知見より，腎移植後FSGS再発血漿中のプロテアーゼは，PAR1を介してポドシン依存性のVASPのリン酸化とそれに伴うアクチン細胞骨格変化を惹起すると報告した[19]。

4. TNFα（tumor necrosis factor-α）パスウェイ

　Savinら[22]のグループは，1998年にTNFαはP_{alb}活性を亢進させること，2009年Ulinskiら[23]のグループは腎移植後FSGS再発1例でTNFα阻害薬が治療として有効であったと報告した。しかし，FSGSの再発（移植直後の蛋白尿の出現）におけるTNFαの病的意義については長らく不明であった。

　2019年に，FSGS再発例と非再発例の移植腎生検（0hと1h）組織の網羅的な遺伝子発現解析の結果，再発例では腎移植後早期にポドサイト内のTNFαパスウェイが活性化されていることが示された[24]。同年の別の報告でも，FSGS例の一部では，液性因子によるTNFα

パスウェイの活性化を介したポドサイト傷害が，その病態に関与していることを示唆している[25]。

🔖 **サイドメモ**

①培養ポドサイト

Mundel細胞株とSaleem細胞株は，それぞれ"conditionally immortalized" mouse (Mundel細胞)/human (Saleem細胞) podocyte cell lineと記述されるが，日本語では"条件的不死化"培養ポドサイト細胞株とよばれる。培養ポドサイトの作成に重要な発癌ウイルスには温度感受性の変異株が知られている。比較的低温(33℃)では発癌遺伝子が機能するので増殖し，比較的高温(37℃)では変異遺伝子が不活化されて細胞を癌化することができない。このような変異ウイルスから得られた"温度感受性発癌遺伝子"をポドサイトに組み込むことでMundel細胞株とSaleem細胞株は作成された。

②プロテアーゼとhemopexin (ヘモペキシン)

血漿中に糖蛋白として存在するヘモペキシンは，ヘモグロビンから遊離したヘムに強い親和性を有し，ヘムを回収する役割を果たしている。通常は非活性型として存在するが，ある条件下でプロテアーゼ活性を獲得する。オランダのBakkerら[1]のグループは，1980年前半からMCDの液性因子研究に取り組み，MCDの液性因子の候補としてヘモペキシンを提唱し，さらにヘモペキシンをラットに投与するとMCD様糸球体病変と蛋白尿を生じること[2]，ヘモペキシンはプロテアーゼ活性を有することを報告した[3]。そののちSaleemら[4]との共同研究で，ヘモペキシンはネフリン依存性にポドサイト細胞骨格の変化をきたすことやglycocalyx (グリコカリックス)の分解による濾過障壁の蛋白透過性を亢進させることを示した。

【文献】
1) Cheung PK, Stulp B, Immenschuh S, Borghuis T, Baller JF, Bakker WW. Is 100KF an isoform of hemopexin? Immunochemical characterization of the vasoactive plasma factor 100KF. J Am Soc Nephrol 1999；10：1700-1708.
2) Cheung PK, Klok PA, Baller JF, Bakker WW. Induction of experimental proteinuria in vivo following infusion of human plasma hemopexin. Kidney Int 2000；57：1512-1520.
3) Bakker WW, Borghuis T, Harmsen MC, van den Berg A, Kema IP, Niezen KE, Kapojos JJ. Protease activity of plasma hemopexin. Kidney Int 2005；68：603-610.
4) Lennon R, Singh A, Welsh GI, Coward RJ, Satchell S, Ni L, Mathieson PW, Bakker WW, Saleem MA. Hemopexin induces nephrin-dependent reorganization of the actin cytoskeleton in podocytes. J Am Soc Nephrol 2008；19：2140-2149.

【文献】

1) Mundel P, Reiser J, Zúñiga Mejía Borja A, Pavenstädt H, Davidson GR, Kriz W, Zeller R. Rearrangements of the cytoskeleton and cell contacts induce process formation during differentiation of conditionally immortalized mouse podocyte cell lines. Exp Cell Res 1997 ; 236 : 248-258.

2) Saleem MA, O' Hare MJ, Reiser J, Coward RJ, Inward CD, Farren T, Xing CY, Ni L, Mathieson PW, Mundel P. A conditionally immortalized human podocyte cell line demonstrating nephrin and podocin expression. J Am Soc Nephrol 2002 ; 13 : 630-638.

3) Kestilä M, Lenkkeri U, Männikkö M, Lamerdin J, McCready P, Putaala H, Ruotsalainen V, Morita T, Nissinen M, Herva R, Kashtan CE, Peltonen L, Holmberg C, Olsen A, Tryggvason K. Positionally cloned gene for a novel glomerular protein--nephrin-- is mutated in congenital nephrotic syndrome. Mol Cell 1998 ; 1 : 575-582.

4) Doublier S, Ruotsalainen V, Salvidio G, Lupia E, Biancone L, Conaldi PG, Reponen P, Tryggvason K, Camussi G. Nephrin redistribution on podocytes is a potential mechanism for proteinuria in patients with primary acquired nephrotic syndrome. Am J Pathol 2001 ; 158 : 1723-1731.

5) Patrakka J, Ruotsalainen V, Ketola I, Holmberg C, Heikinheimo M, Tryggavason K, Jalanko H. Expression of nephrin in pediatric kidney disease. J Am Soc Nephrol 2001 ; 12 : 289-296.

6) Coward RJ, Foster RR, Patton D, Ni L, Lennon R, Bates DO, Harper SJ, Mathieson PW, Saleem MA. Nephrotic plasma alters slit diaphragm-dependent signaling and translocates nephrin, podocin, and CD2 associated protein in cultured human podocytes. J Am Soc Nephrol 2005 ; 16 : 629-637.

7) Doblier S, Musante L, Lupia E, Candiano G, Spatola T, Caridi G, Zennaro C, Carraro M, Ghiggeri GM, Camussi G. Direct effect of plasma permeability factors from patients with idiopathic FSGS on nephrin and podocin expression in human podocytes. Int J Mol Med 2005 ; 16 : 49-58.

8) Hattori M, Shirai Y, Kanda S, Ishizuka K, Kaneko N, Ando T, Eguchi M, Miura K. Circulating nephrin autoantibodies and posttransplant recurrence of primary focal segmental glomerulosclerosis. Am J Transplant 2022 ; 22 : 2478-2480.

9) Gallon L, Leventhal J, Skaro A, Kanwar Y, Alvarado A. Resolution of recurrent focal segmental glomerulosclerosis after retransplantation. N Engl J Med 2012 ; 366 : 1648-1649.

10) Perico L, Conti S, Benigni A, Remuzzi G. Podocyte-actin dynamics in health and disease. Nat Rev Nephrol 2016 ; 12 : 692-710.

11) Legate KR, Montañez E, Kudlacek O, Fässler R. ILK, PINCH and parvin: the tIPP of integrin signalling. Nat Rev Mol Cell Biol 2006 ; 7 : 20-31.

12) Kretzler M, Teixeira VP, Unschuld PG, Cohen CD, Wanke R, Edenhofer I, Mundel P, Schlöndorff D, Holthöfer H. Integrin-linked kinase as a candidate downstream effector in proteinuria. FASEB J 2001 ; 15 : 1843-1845.

13) Kretzler M. Regulation of adhesive interaction between podocytes and glomerular basement membrane. Microsc Res Tech 2002 ; 57 : 247-253.

14) Kobayashi N, Mominoki K, Wakisaka H, Shimazaki Y, Matsuda S. Morphogenetic activity of extracellular matrices on cultured podocytes. Laminin accelerates podocyte process formation in vitro. Ital J Anat Embryol 2001 ; 106 (suppl 1) : 423-430.

15) Gao SY, Li CY, Chen J, Pan L, Saito S, Terashita T, Saito K, Miyawaki K, Shigemoto K, Mominoki K, Matsuda S, Kobayashi N. Rho-ROCK signal pathway regulates microtubule-based process formation of cultured podocytes--Inhibition of ROCK promoted process elongation. Nephron Exp Nephrol 2004 ; 97 : e49-e61.

16) Kagami S, Shimizu M, Kondo S, Kitamura A, Urushibara M, Takamatsu M, Yamaji S, Ishigatsubo Y, Kawachi H, Shimizu F. Up-regulation of integrin-linked kinase activity in rat mesangioproliferative glomerulonephritis. Life Sci 2006 ; 78 : 1794-1800.

17) Hattori M, Akioka Y, Chikamoto H, Kobayashi N, Tsuchiya K, Shimizu M, Kagami S, Tsukaguchi H. Increase of integrin-linked kinase activity in cultured podocytes upon stimulation with plasma from patients with recurrent FSGS. Am J Transplant 2008 ; 8 : 1550-1556.

18) 荻野大助, 秋岡祐子, 近本裕子, 久野正貴, 大森多恵, 松村英樹, 中倉兵庫, 松永　明, 服部元史. 生体腎移植後のFSGS再発で著著な cellular lesion を認め, 早期に移植腎機能が廃絶した1女児例：液性因子と臨床病理像に関する検討 日児腎誌 2008 ; 21 : 203-207.

19) Harris JJ, McCarthy HJ, Ni L, Wherlock M, Kang H, Wetzels JF, Welsh GI, Saleem MA. Active

proteases in nephrotic plasma lead to a podocin-dependent phosphorylation of VASP in podocytes via protease activated receptor-1. J Pathol 2013；229：660-671.

20）Sharma M, Sharma R, McCarthy ET, Savin VJ. "The FSGS factor:" enrichment and in vivo effect of activity from focal segmental glomerulosclerosis plasma. J Am Soc Nephrol 1999；10：552-561.

21）Musante L, Candiano G, Bruschi M, Zennaro C, Carraro M, Artero M, Giuffrida MG, Conti A, Santucci A, Ghiggeri GM. Characterization of plasma factors that alter the permeability to albumin within isolated glomeruli. Proteomics 2002；2：197-205.

22）McCarthy ET, Sharma R, Sharma M, Li JZ, Ge XL, Dileepan KN, Savin VJ. TNF-α increase albumin permeability of isolated rat glomeruli through the generation of superoxide. J Am Soc Nephrol 1998;9：433-438.

23）Leroy S, Guigonis V, Brucknen D, Emal-Aglae V, Deschênes G, Bensman A, Ulinski T. Successful anti-TNFα treatment in a child with posttransplant recurrent focal segmental glomerulosclerosis. Am J Transplant 2009；9：858-861.

24）Otalora L, Chavez E, Watford D, Tueros L, Correa M, Nair V, Ruiz P, Wahl P, Eddy S, Martini S, Kretzler M, Burke GW 3rd, Fornoni A, Merscher S. Identification of glomerular and podocyte-specific genes and pathways activated by sera of patients with focal segmental glomerulosclerosis. PLoS One 2019；14：e0222948.

25）Chung CF, Kitzler T, Kachurina N, Pessina K, Babayeva S, Bitzan M, Kaskel F, Colmegna I, Alachkar N, Goodyer P, Cybulsky AV, Torban E. Intrinsic tumor necrosis factor-α pathway is activated in a subset of patients with focal segmental glomerulosclerosis. PLoS One 2019；14：e0216426.

3. 一次性FSGS／MCDと免疫細胞およびポドサイト

　一次性FSGSとの異同が議論され続けているMCDは，1974年にShalhoub（Veterans Administration Hospital, Washington）により提唱されたT細胞機能異常仮説[1]を受け，T細胞に着目して研究が進められてきた。しかし，2004年にリツキシマブ（抗CD20マウス-ヒトキメラ型モノクローナル抗体）の有効性が初めて報告され[2]，そののち多数の研究でリツキシマブの有効性が実証されたことから，MCDの病態にB細胞も関与しているとの認識が高まっている。さらに，1994年の報告[3]以来，ポドサイトには免疫応答能がある可能性が示されている。

　本項では，一次性FSGS/MCDの病態における免疫細胞のかかわりとポドサイトの免疫応答能に関する研究の一端を解説する。

1. T細胞

　ナイーブヘルパー T細胞は，樹状細胞により提示された主要組織適合遺伝子複合体（major histocompatibility complex：MHC）クラスII分子[①]とペプチド抗原がT細胞受容体（T cell receptor：TCR）にセットで結合することで活性化され，その時のサイトカインシグナル（誘導因子）で，Th1細胞，Th2細胞，Th17細胞，Treg細胞（制御性T細胞）へ分化する（図1）[4]。

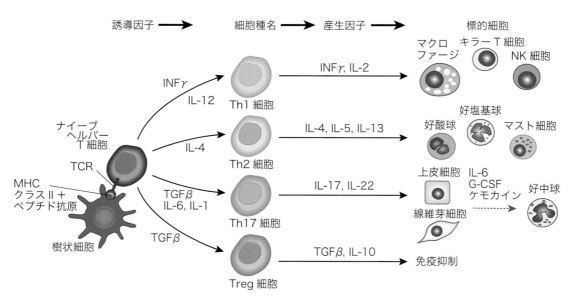

図1　ナイーブヘルパー T細胞から各種ヘルパー T細胞およびTreg細胞への分化

文献4を参考に作成

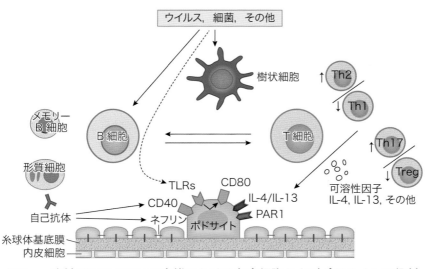

図2　一次性FSGS/MCDの病態における免疫細胞およびポドサイトの役割

　MCDはステロイドやシクロスポリンへの反応が良好なことなどから，その病態に免疫異常（T細胞の機能異常を含む）が関与していることは明らかである。現在まで数々の研究で，MCDの主な病態として，Th1細胞とTh2細胞のバランス異常（Th2細胞優位）とTh17細胞とTreg細胞のバランス異常（Th17細胞優位）が報告されている。

1）Th1細胞とTh2細胞

　MCD再発例の末梢血T細胞でIL-13 mRNA発現が亢進していること[5]やc-maf（Th2細胞特異的に発現している転写因子）発現の亢進が認められるとの報告[6]などから，MCDのT細胞機能はTh2細胞優位であるとされている。我々のグループの研究でも同様の結果を得ており[7]，従来から指摘されてきた，MCD例は血清IgE値が高い場合が多いことやアレルギー性疾患（アトピー性皮膚炎など）の合併が多いことと合致する[8]。実際，我々のグループは，抗アレルギー薬のなかでTh2サイトカイン阻害薬であるスプラタストトシル酸塩がMCD再発を予防する可能性を報告した[9]。なお，培養糸球体上皮細胞にはIL-4/IL-13受容体が発現しており，Th2細胞で産生されたIL-4とIL-13はこの受容体を介して作用する可能性が報告[10]されている（図2）。

2）Th17細胞とTreg細胞

　Th17細胞は免疫反応（とくに好中球浸潤による炎症）を増強させ，一方Treg細胞は免疫反応を抑制する。そのため，免疫反応のバランスには，ナイーブヘルパーT細胞からのTh17細胞誘導とTreg細胞の誘導過程におけるIL-6が鍵を握っている（図1）[4]。

　MCD例では，Th17細胞とTreg細胞のバランス異常（Th17細胞優位）[11, 12]やTreg細胞の機能低下[13]が報告されている。実際，MCDとサイトカインについて長年研究を続けてきた松本紘一先生（日本大学医学部内科）らのグループは，IL-10[14]やTGFβ[15]（Treg細胞産生因

43

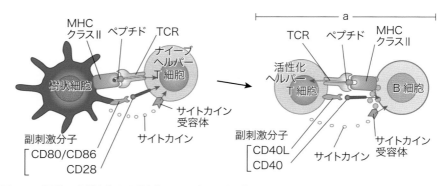

図3　T細胞の活性化と活性化ヘルパーT細胞における副刺激分子とサイトカイン

文献4より引用

子）がMCDの血管透過性因子を抑制することや，MCD例では尿中のIL-17（Th17細胞産生因子）排泄量が多いこと[16]を報告してきた（図1）。また，Treg細胞の分化に必須の転写因子であるFoxp3遺伝子変異によるIPEX（Immune dysregulation, polyendocrinopathy, enteropathy, X-linked）という遺伝性疾患にMCDが発症した症例報告[17]，さらに，Th17細胞上清を培養ポドサイトに添加したところ，本章2項3で記述したPAR1（protease activated receptor 1）を介したポドサイトの遊走がみられたことから，Th17細胞がMCDの病態に関与する可溶性因子を産生しているとの報告[18]がある（図2）。

2. 樹状細胞

MCDは感染症（ウイルスや細菌など），ワクチン接種，アレルゲン，虫刺されなどを契機に発症・再発する[19]。

末梢組織の樹状細胞は（図2），これらの異物（抗原）を貪食して，ペプチドに分解しながらリンパ節へ移住し，そこでMHCクラスⅡ分子とペプチドをナイーブヘルパーT細胞に提示してT細胞は活性化する。その際，膜表面の副刺激分子（樹状細胞が出すCD80/CD86，T細胞が出すCD28）とサイトカインもT細胞の活性化に重要な役割を果たしている（図3）[4]。

なお，T細胞を抑制する免疫チェックポイント分子として機能しているCTLA-4（cyto-toxic T-lymphocyte antigen 4）は，定常状態のT細胞には発現しておらず，T細胞の活性化に伴い発現が誘導される。CTLA-4はCD28よりもCD80/CD86への親和性が高いため，樹状細胞が出すCD80/CD86はCD28に結合できずにCTLA-4と結合することで，T細胞活性化は抑制される（図4）[20]。

B細胞も食細胞機能があり（図2），リンパ節に流れてきた異物（抗原）やその断片をB細胞受容体で捕捉して細胞内に取り込み，ペプチドに分解してクラスⅡ分子とともに細胞表面に発現する。そしてリンパ節内で活性化ヘルパーT細胞と結合し，副刺激分子（T細胞はCD40L，B細胞はCD40）とサイトカインの働きで相互に活性化する（図3）[4]。

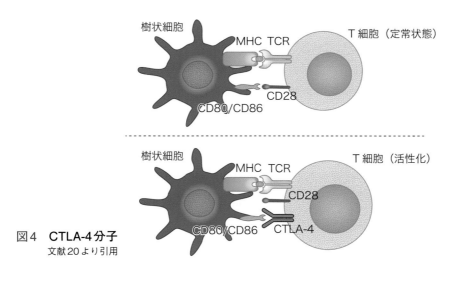

図4 **CTLA-4分子**
文献20より引用

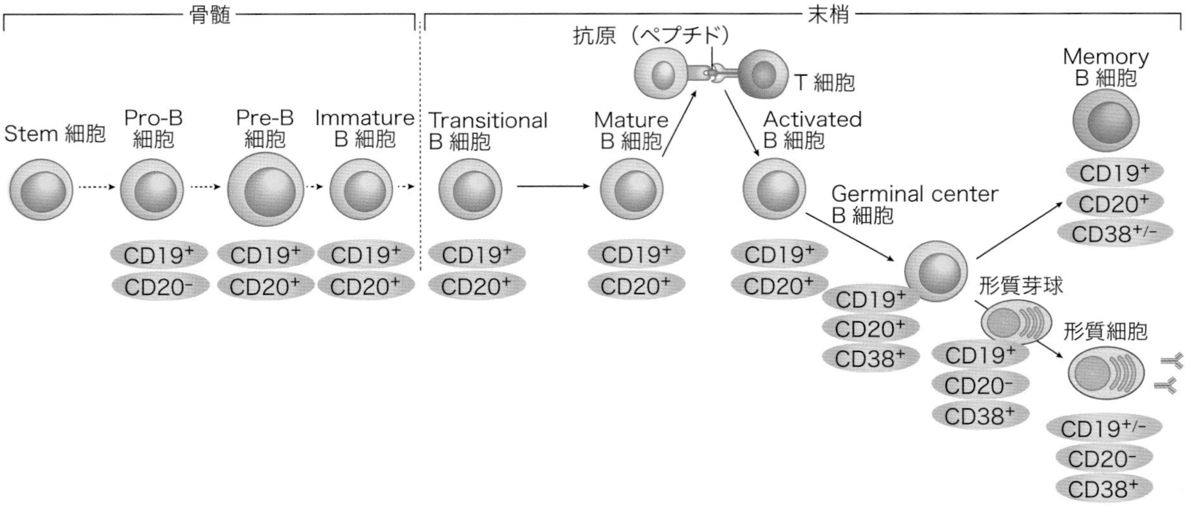

図5 **B細胞の分化**

文献21～24を参考に作成

3. B細胞

　B細胞の分化過程の概要を**図5**に示す[21～24]。B細胞は造血幹細胞に由来し，骨髄内で immature B細胞まで分化し，続いて脾臓に遊走してtransitional B細胞となり，そののち mature B細胞は二次リンパ器官（リンパ節など）でT細胞依存的（**図3a**）に活性化される（activated B細胞）。なお，ここではB細胞のT細胞非依存型の活性化は示していない。 activated B細胞は，二次リンパ器官のB細胞領域内に形成される胚中心（germinal center）で，増殖，分化，抗体遺伝子の変異がおこなわれ（germinal center B細胞），形質芽球（plasmablast）と形質細胞（plasma cell）やmemory B細胞に分化する（**図5**）。

　CD20はpre-B細胞からmemory B細胞まで発現しているが，形質芽球と形質細胞には発

現していない（図5）。CD38はgerminal center B細胞，形質芽球，形質細胞に発現，memory B細胞では弱く発現している（図5）。

　MCDの病態におけるB細胞研究は始まったばかりであり，知見は限られている。B細胞サブセット研究では，リツキシマブ治療後の再発予測にmemory B細胞が有用なこと[25]，transitional B細胞がステロイド反応予測に有用なこと[26]，ステロイド反応性MCDでは，memory B細胞が増えていること[27]，transitional B細胞/memory B細胞比が低いと再発リスクが高いこと[28]，成人MCDでは形質芽球が増えているが[29]，小児MCDでは形質芽球は増えていない[30]などの報告がある。また，B細胞から分泌されたIL-4がポドサイト傷害（足突起の消失）と蛋白尿を惹起するとの基礎研究も報告されている[31]。

4. ポドサイト

　1994年にpauci-immune型半月体形成性腎炎でポドサイトにはMHCクラスⅠ分子に加えてクラスⅡ分子も発現が亢進していること[3]，2004年にLPS（lipopolysaccharide）誘発性蛋白尿モデルで，ポドサイトのtoll-like receptor-4（TLR-4）を介してB7-1（CD80）発現が亢進していること[32]，2008年にポドサイトは糸球体基底膜を通過したIgG/アルブミンを胎児性Fc受容体（neonatal Fc receptor：FCRn）を介して細胞内に取り込むこと[33]が報告された。そして，2013年にポドサイトは抗原提示細胞（antigen presenting cells：APCs）として免疫応答に関与していることが示された[34]。

1) CD80とアバタセプト

　一次性FSGS/MCDの病態では，細菌やウイルス感染によるTLR-4やTLR-3を介したCD80発現亢進の関与が考えられる[32,35]（図2）。

　2009年・2010年にGarinら[36,37]のグループは，MCD再発例の尿中CD80排泄量（ng/g creatinine）は，FSGS症例と比べて有意に多いことを報告した。この結果を支持するいくつかの少数例での検討結果が報告され，2020年にはNEPTUNE（Nephrotic Syndrome Study Network Consortium）コホートの大規模研究により，尿中CD80排泄量は，MCD再発例がほかの腎疾患（FSGS，IgA腎症，膜性腎症，糖尿病性腎症）に比べて有意に多いことが報告された[38]。尿中CD80排泄量はMCD再発のバイオマーカーとなる可能性がある。

　一方，2013年に，5例のFSGS（4例は腎移植後FSGS再発，1例は一次性FSGS）において，ヒトCTLA-4とヒトIgG1に由来する改変型Fc領域の遺伝子組換え融合タンパク質で，CD80をターゲットとするT細胞刺激調節薬であるアバタセプトの有効性が報告された[39]。以来，MCDとFSGS（腎移植後再発例も含む）例におけるポドサイトのCD80発現（免疫染色）とアバタセプトの有効性について検討されているが，否定的な報告が多く[40]一定の見解は得られていない。

2) CD40

　本章1項で記述したように，一次性FSGSの液性因子の候補として，抗CD40抗体[41]やsCD40L[42]が報告されている（図2）。さらに，CD40/CD40Lシグナル経路は，糖尿病性腎症

やループス腎炎をはじめとする多くの種類の腎疾患での関連が報告されている[43]。

📎 サイドメモ

①ゲノムワイド関連解析(genome wide association study：GWAS)と疾患感受性遺伝子

GWASの手法を用いて，小児ステロイド感受性ネフローゼ症候群の疾患感受性遺伝子の解析がわが国と欧米で進められている[1]。その結果，MHC (HLA)クラスⅡ分子が小児ステロイド感受性ネフローゼ症候群の疾患感受性遺伝子であることが明らかにされた[1]。さらにMHC (HLA)クラスⅡ分子以外の疾患感受性遺伝子もいくつか同定されている。そのうち，欧米(ヨーロッパ系白人)では*BTNL2*遺伝子(コードする蛋白はbutyrophilin-like 2，B7ファミリー分子と同様な免疫調節作用を有しており，多くの自己免疫疾患の疾患感受性遺伝子として報告されている[2])，日本(アジア人)では*NPHS1-KIRREL2*領域のバリアント(*NPHS1* mRNAの発現調節に関与)が同定されている[1]。

【文献】
1) Horinouchi T, Nozu K, Iijima K. An updated view of the pathogenesis of steroid-sensitive nephrotic syndrome. Pediatr Nephrol 2022；37：1957-1965.
2) Arnett HA, Viney JL. Immune modulation by butyrophilins. Nat Rev Immunol 2014；14：559-569.

【文献】

1) Shalhoub RJ. Pathogenesis of lipoid nephrosis: A disorder of T-cell function. Lancet 1974；2：556-560.
2) Benz K, Dötsch J, Rascher W, Stachel D. Change of the course of steroid-dependent nephrotic syndrome after rituximab therapy. Pediatr Nephrol 2004；19：794-797.
3) Coers W, Brouwer E, Vos JT, Chand A, Huitema S, Heeringa P, Kallenberg CG, Weening JJ. Podocyte expression of MHC class Ⅰ and Ⅱ and intercellular adhesion molecule-1 (ICAM-1) in experimental pauci-immune crescentic glomerulonephritis. Clin Exp Immunol 1994；98：279-286.
4) 河本　宏. もっとよくわかる！免疫学：羊土社，2011.
5) Yap HK, Cheung W, Murugasu B, Sim SK, Seah CC, Jordan SC. Th1 and Th2 cytokine mRNA profiles in childhood nephrotic syndrome: Evidence for increased IL-13 mRNA expression in relapse. J Am Soc Nephrol 1999；10：529-537.
6) Valanciuté A, Gouvello S, Solhonne B, Pawlak A, Grimbert P, Lyonnet L, Hue S, Lnag P, Remy P, Salomon R, Bensman A, Guellaën G, Sahali D. NF-kB p65 antagonizes IL-4 induction by c-maf in minimal change nephrotic syndrome. J Immunol 2004；172：688-698.
7) 近本裕子. cDNAアレイシステムを用いた小児微小変化型ネフローゼ症候群におけるサイトカインプロファイルの検討　東女医大誌 2004；74：545-551.
8) Zheng Y, Hou L, Wang XL, Zhao CG, Du Y. A review of nephrotic syndrome and atopic diseases in children. Transl Androl Urol 2021；10：475-482.
9) Ohtomo Y, Fujinaga S, Hattori M. Suplatast tosilate dimethylsulfonium treatment for steroid-dependent nephrotic syndrome. Pediatr Int 2005；47：230-231.
10) van den Berg JG, Aten J, Chand MA, Claessen N, Dijkink L, Wijdenes J, Lakkis FG, Weening JJ. Interleukin-4 and interleukin-13 act on glomerular visceral epithelial cells. J Am Soc Nephrol 2000；11：413-422.
11) Shao XS, Yang XQ, Zhao XD, Li Q, Xie YY, Wang XG, Wang M, Zhang W. The prevalence of Th17 cells and FOXP3 regulate T cells (Treg) in children with primary nephrotic syndrome. Pediatr Nephrol 2009；24：1683-1690.
12) Liu LL, Qin Y, Cai JF, Wang HY, Tao JL, Li H, Chen LM, Li MX, Li XM, Li XW. Th17/Treg imbalance in adult patients with minimal change nephrotic syndrome. Clin Immunol 2011；139：314-320.

13）Araya C, Diaz L, Wasserfall C, Atkinson M, Mu W, Johnson R, Garin E. T regulatory cell function in idiopathic minimal lesion nephrotic syndrome. Pediatr Nephrol 2009；24：1691-1698.

14）Matsumoto K. Interleukin 10 inhibits vascular permeability factor release by peripheral blood mononuclear cells in patients with lipoid nephrosis. Nephron 1997；75：154-159.

15）Matsumoto K, Kanmatsuse K. Transforming growth factor-β1 inhibits vascular permeability factor release by T cells in normal subjects and in patients with minimal-change nephrotic syndrome. Nephron 2001；87：111-117.

16）Matsumoto K, Kanmatsuse K. Increased urinary excretion of inteleukin-17 in nephrotic patients. Nephron 2002；91：243-249.

17）Hashimura Y, Nozu K, Kanegane H, Miyawaki T, Hayakawa A, Yoshikawa N, Nakanishi K, Takemoto M, Iijima K, Matsuo M. Minimal change nephrotic syndrome associated with immune dysregulation, polyendocrinopathy, enteropathy, X-linked syndrome. Pediatr Nephrol 2009；24：1181-1186.

18）May CJ, Welsh GL, Chesor M, Lait PJ, Schewitz-Bowers LP, Lee RWJ, Saleem MA. Human Th17 cells produce a soluble mediator that increases podocyte motility via signaling pathway that mimic PAR-1 activation. Am J Physiol Renal Physiol 2019；317：F913-F921.

19）Colucci M, Corpetti G, Emma F, Vivarelli M. Immunology of idiopathic nephrotic syndrome. Pediatr Nephrol 2018；33：573-584.

20）Alegre ML, Frauwirth KA, Thompson CB. T-cell regulation by CD28 and CTLA-4. Nat Rev Immunol 2001；1：220-228.

21）Hoffman W, Lakkis FG, Chalasani G. B cells, Antibodies, and more. Clin J Am Soc Nephrol 2016；11：137-154.

22）Schrezenmeire E, Jayne D, Dörner T. Targeting B cells and plasma cells in glomerular diseases: Translational perspectives. J Am Soc Nephrol 2018；29：741-758.

23）Oleinika K, Mauri C, Salama AD. Effector and regulatory B cells in immune-mediated kidney disease. Nat Rev Nephrol 2019；15：11-26.

24）Hoxha E, Reinhard L, Stahl RAK. Membranous nephrology: New pathogenic mechanisms and their clinical implications. Nat Rev Nephrol 2022；18：466-478.

25）Colucci M, Carsetti R, Cascioli S, Casiraghi F, Perna A, Ravà L, Ruggiero B, Emma F, Vivarelli M. B cell reconstitution after rituximab treatment in idiopathic nephrotic syndrome. J Am Soc Neprhol 2016；27：1811-1822.

26）Ling C, Wang X, Chen Z, Fan J, Meng Q, Zhou N, Sun Q, Hua L, Gui J, Liu X. Altered B-lymphocyte homeostasis in idiopathic nephrotic syndrome. Front Pediatr 2019；7：377.

27）Colucci M, Carsetti R, Cascioli S, Serafinelli J, Emma F, Vivarelli M. B cell phenotype in pediatric idiopathic nephrotic syndrome. Pediatr Nephrol 2019；34：177-181.

28）Ling C, Chen Z, Fan J, Sun Q, Wang X, Hua L, Gui J, Liu X. Decreased circulating transitional B-cell to memory B-cell ratio is a risk factor for relapse in children with steroid-sensitive nephrotic syndrome. Nephron 2021；145：107-112.

29）Oniszczuk J, Beldi-Ferchiou A, Audureau E, Azzaoui I, Molinier-Frenkel V, Frontera V, Karras A, Moktefi A, Pillebout E, Zaidan M, Karoui KE, Delfau-Larue MH, Hénique C, Ollero M, Sahali D, Mahévas M, Audard V. Circulating plasmablasts and high level of BAFF are hallmarks of minimal change nephrotic syndrome in adults. Nephrol Dial Transplant 2021；36：609-617.

30）Zotta F, Vivarelli M, Carsetti R, Cascioli S, Emma F, Colucci M. Circulating plasmablasts in children with steroid-sensitive nephrotic syndrome. Pediatr Nephrol 2022；37：455-459.

31）Kim AH, Chung JJ, Akilesh S, Koziell A, Jain S, Hodgin JB, Miller MJ, Stappenbeck TS, Miner JH, Shaw AS. B cell-derived IL-4 acts on podocytes to induce proteinuria and foot process effacement. JCI Insight 2017；2：e81836.

32）Reiser J, von Gersdorff G, Loos M, Oh J, Asanuma K, Giardino L, Rastaldi MP, Calvaresi N, Watanabe H, Schwarz K, Faul C, Kretzler M, Davidson A, Sugimoto H, Kalluri R, Sharpe AH, Kreidberg JA, Mundel P. Induction of B7-1 in podocytes is associated with nephrotic syndrome. J Clin Invest 2004；113：1390-1397.

33）Akilesh S, Huber TB, Wu H, Wang G, Hartleben B, Kopp JB, Miner JH, Roopenian DC, Unanue ER, Shaw AS. Podocytes use FcRn to clear IgG from the glomerular basement membrane. Proc Natl Acad Sci USA 2008；105：967-972.

表1　遺伝性FSGS/SRNSの原因遺伝子（つづき）

機能	遺伝子	タンパク	遺伝形式	腎表現型	腎外症状と症候群・疾患	文献
③核膜孔構成蛋白／転写因子	NUP85	Nuclear pore complex protein Nup85	AR	NPHS17 Childhood onset SRNS, FSGS, microscopic hematuria	Intellectual disability, short stature, partial growth hormone deficiency	30
	NUP93	Nuclear pore complex protein Nup93	AR	NPHS12 Childhood onset SRNS, DMS, FSGS, hematuria, tubulointerstitial infiltrations, tubular atrophy		31
	NUP107	Nuclear pore complex protein Nup107	AR	NPHS11 Childhood onset SRNS, proteinuria, DMS, FSGS	Galloway-Mowat syndrome 7 Microcephaly, intellectual disability, short stature	32
	NUP133	Nuclear pore complex protein Nup133	AR	NPHS18 Childhood onset SRNS, FSGS	Galloway-Mowat syndrome 8 Microcephaly, brain atrophy, Epilepsy, psychomotor retardation	30
	NUP160	Nuclear pore complex protein Nup160	AR	NPHS19 Childhood onset SRNS, FSGS		30
	NUP205	Nuclear pore complex protein Nup205	AR	NPHS13 Early childhood onset SRNS, partial response to steroid, FSGS		33
	XPO5	Exportin-5	AR	Early childhood onset SRNS with response to CsA, MCNS	Speech development delay	33
	TRIM8	E3 ubiquitin-protein ligase TRIM8	AD	Infantile to childhood FSGS	Focal segmental glomerulosclerosis and neurodevelopmental syndrome Impaired intellectual development, refractory seizures, epileptic encephalopathy	34
	E2F3	Transcription factor E2F3	?	Childhood onset FSGS	Mental retardation, abnormal facial features	35
	LMNA	Prelamin-A/C	AD	Adult onset FSGS	Partial lipodystrophy, cardiomyopathy, atypical myopathy	36
	LMX1B	LIM homeobox transcription factor 1-beta	AD	FSGS10 Childhood to adult onset FSGS	Nail-patella syndrome Nail dysplasia, patellar abnormalities, elbow dysplasia, iliac horns, glaucoma (with renal dysplasia)	37
	MAFB	MAF bZIP transcription factor B	AD	Childhood to adult onset FSGS	Duane retraction syndrome 3 Congenital eye-movement disorder, deafness Multicentric carpotarsal osteolysis syndrome Progressive destruction of the carpal and tarsal bone, Intellectual disability, facial anomalies	38 39
	NXF5	Nuclear RNA export factor 5	XR	Adult onset FSGS	Progressive heart block	40
	PAX2	Paired box protein Pax-2	AD	FSGS7 Childhood to adult onset FSGS	Papillorenal syndrome Optic nerve coloboma (with renal hypoplasia)	41
	PRDM15	PR domain zinc finger protein 15	AR	Infantile onset NS, DMS, minimal change disease	Galloway-mowat syndrome like features Brain anomalies, cardiac defects, and skeletal defects	42

（次ページにつづく）

表1　遺伝性FSGS/SRNSの原因遺伝子（つづき）

機能	遺伝子	タンパク	遺伝形式	腎表現型	腎外症状と症候群・疾患	文献
③核膜孔構成蛋白／転写因子	SMARCAL1	SWI/SNF-related matrix-associated actin-dependent regulator of chromatin subfamily A-like protein 1	AR	Childhood onset SRNS, FSGS	Schimke immunoosseous dysplasia Spondyloepiphyseal dysplasia, T-cell immunodeficiency Short stature with disproportionate proportions	43
	WDR73	WD repeat-containing protein 73	AR	Congenital to childhood onset SRNS, FSGS	Galloway-Mowat syndrome 1 Microcephaly, facial dysmorphy, developmental delay	44
	WT1	Wilms tumor protein	AD	<u>NPHS4</u> Childhood onset SRNS, Isolated FSGS	Denys-Drash syndrome Genital abnormalities, and/or Wilms tumor（with nephropathy characterized by DMS） Frasier syndrome Male pseudohermaphroditism, and no Wilms tumor（with slowly progressing nephropathy）	45 46
④ミトコンドリア関連分子	MT-TL1	(TRANSFER RNA, MITOCHONDRIAL, LEUCINE, 1)	Mit	Adult onset FSGS	MELAS syndrome Mitchondrial encepphalomyopathy, lactic acidosis, stroke-like episode	47
	COQ2	4-hydroxybenzoate polyprenyltransferase, mitochondrial	AR	Infantile to childhood onset SRNS, FSGS Adolescent-onset of SRNS	Coenzyme Q10 deficiency, primary, 1 Epileptic encephalopathy, cardiomyopathy, ataxia, cerebellar atrophy, ataxia, myopathy Leigh syndrome with growth retardation	48
	COQ6	Ubiquinone biosynthesis monooxygenase COQ6, mitochondrial	AR	Infantile to early childhood onset SRNS, DMS, FSGS, MPGN	Coenzyme Q10 deficiency, primary, 6 Sensorineural deafness, ataxia, seizures, facial dysmorphism, white matter abnormalities	49
	COQ8B	Atypical kinase COQ8B, mitochondrial	AR	<u>NPHS9</u> Childhood to early adult onset SRNS, FSGS,	Goiter, neurologic development delay, delated cardiomyopathy	50
	ZMPSTE24	CAAX prenyl protease 1 homolog	AR	Young adult onset FSGS	Mandibuloacral dysplasia with type B lipodystrophy Mandibular and clavicular hypoplasia, cutaneous atrophy, lipodystrophy, acro-oestolysis	51
	PDSS2	All trans-polyprenyl-diphosphate synthase PDSS2	AR	Congenital SRNS, DMS	Coenzyme Q10 deficiency, primary Encephalomyopathic form with seizures and ataxia, cardiomyopathy and renal failure Leigh syndrome with growth retardation	52
⑤基底膜関連分子	CD151	CD151 antigen	AR	Childhood onset FSGS, GBM thickness	Epidermolysis bullosa simplex 7, with nephropathy and deafness Bullous skin lesions, neurosensory deafness, β-thalassemia minor	53

（次ページにつづく）

表1　遺伝性FSGS/SRNSの原因遺伝子（つづき）

機能	遺伝子	タンパク	遺伝形式	腎表現型	腎外症状と症候群・疾患	文献
⑤基底膜関連分子	COL4A3	Collagen alpha-3 (IV) chain	AD/AR	Childhood onsethematuria, FSGS, thin basement membrane		54
	COL4A4	Collagen alpha-4 (IV) chain	AD/AR	Childhood onset hematuria, FSGS, thin basement membrane	Alport syndrome Sensorial deafness, eye abnormality, diffuse leiomyomatosis	55
	COL4A5	Collagen alpha-5 (IV) chain	XL	Early childhood onset hematuria FSGS, thin basement membrane		56
	ITGA3	Integrin alpha-3	AR	Infantile onset SRNS, FSGS	Epidermolysis bullosa, junctional 7, with interstitial lung disease and nephrotic syndrome Congenital epidermolysis bullosa, interstitial lung disease	57
	ITGB4	Integrin beta-4	AR	Congenital or infantile onset SRNS, FSGS	Epidermolysis bullosa, junctional 5B, with pyloric atresia Epidermolysisi bullosa, pyloric atresia	58
	LAMA5	Laminin subunit alpha-5	AR	NPHS26 CNS, infantile to childhood onset NS, adult onset proteinuia, SSNS, SDNS, SRNS, DMS, FSGS		59
	LAMB2	Laminin subunit beta-2	AR	NPHS5 CNS, Early childhood onset SRNS with DMS, FSGS	Pierson syndrome Microconia, muscular hypotonia, neurodevelopmental defects with CNS	60
	GPC5	glypican 5	risk allele	acquired nephrotic syndrome	**rs16946160 (c.325＋102637G＞A)	61
⑥その他	SCARB2	Lysosome membrane protein 2	AR	Early adult onset FSGS	Epilepsy, progressive myoclonic 4, with or without renal failure Progressive myclonic epilepsy	62
	SGPL1	Sphingosine-1-phosphate lyase 1	AR	NPHS14 CNS, early childhood onset SRNS, DMS, FSGS	Adrenal insufficiency, immunodeficiency, icthyosis, neurological symptoms, bone deformity	63
	LAGE3	EKC/KEOPS complex subunit LAGE3	XL	Infantile to childhood onset SRNS, FSGS	Galloway-Mowat syndrome 2 Microcephaly, gyral abnormalities,delayed psychomotor development. facial dysmorphism	64
	OSGEP	tRNA N6-adenosine threonylcarbamoyltransferase	AR	CNS, Infantile to childhood onset SRNS, FSGS	Galloway-Mowat syndrome 3 Microcephaly, gyral abnormalities,delayed psychomotor development. facial dysmorphism	64
	TP53RK	EKC/KEOPS complex subunit TP53RK	AR	Infantile to childhood onset SRNS, FSGS	Galloway-Mowat syndrome 4 Microcephaly, gyral abnormalities,delayed psychomotor development. facial dysmorphism	64
	TPRKB	EKC/KEOPS complex subunit TPRKB	AR	early childhood onset SRNS, FSGS	Galloway-Mowat syndrome 5 Microcephaly, gyral abnormalities,delayed psychomotor development. facial dysmorphism	64
	WDR4	WD repeat domain 4	AR	Childhood to adolescence onset SRNS, FSGS	Galloway-Mowat syndrome 6 Growth deficiency, microcephaly, developmental delay, and intellectual disability	65

（次ページにつづく）

表1　遺伝性FSGS/SRNSの原因遺伝子（つづき）

機能	遺伝子	タンパク	遺伝形式	腎表現型	腎外症状と症候群・疾患	文献
⑥その他	DGKE	Diacylglycerol kinase epsilon	AR	NPHS7 Infantile to childhood onset SRNS, FSGS, MPGN	Atypical hemolytic uremic syndrome-7 Microangiopathic hemolytic anemia, thrombocytopenia, and renal failure	66
	TTC21B	Tetratricopeptide repeat protein 21B	AD/AR	Nephronophthisis12 Childhood to adult onset tubulointerstitial fibrosis, MCNS, FSGS	Retinal degeneration, skeletal abnormalities, fibrosis of various organ, and anatomical and functional defects of the central and peripheral nervous system	67
	ALG1	Chitobiosyldiphosphodolichol beta-mannosyltransferase	AR	CNS, infintile to early childhod onset NS, DMS, FSGS	Congenital disorder of glycosylation, type Ik Failure to thrive, intellectual disablity, developmental delay, hypotonia, and epilepsy.	68
	PMM2	Phosphomannomutase 2	AR	CNS, infantile to childhood cystic kidney, renal tubulopathy, proteinuria, nephrotic syndrome	Congenital disorder of glycosylation, type Ia Central nervous system disorders, hepatopathy, gastrointestinal, cardiac symptoms, endocrine dysfunction and abnormal coagulation	69
	APOL1	Apolipoprotein L1	risk allele	FSGS 4 Adult onset FSGS	**G1 allele:p.Ser342Gly and p.Ile384Met G2 allele: p.Asn388_Tyr389del homo or compound heterozigous of G1 allele and/or G2 allele	70

腎外症候を伴う症候群・疾患の遺伝子は青文字で示した。
AD：常染色体顕性遺伝，AR：常染色体潜性遺伝，XL：X連鎖遺伝
腎表現型の下線はOMIM（Online Mendelian Inheritance in Man）に登録されている各遺伝子の表現型を示す。
腎外症状は論文報告から引用しているが，各遺伝子の病的バリアントとの関連性が低いものも含まれている可能性がある。

【表1文献】
1）Hermle T, et al. GAPVD1 and ANKFY1 mutations implicate RAB5 regulation in nephrotic syndrome. J Am Soc Nephrol 2018；29：2123-2138.
2）Kim JM, et al. CD2-associated protein haploinsufficiency is linked to glomerular disease susceptibility. Science 2003；300：1298-1300.
3）Ebarasi L, et al. Defects of CRB2 cause steroid-resistant nephrotic syndrome. Am J Hum Genet 2015；96：153-161.
4）Gee HY, et al. FAT1 mutations cause a glomerulotubular nephropathy. Nat Commun 2016；7：10822.
5）Solanki AK, et al. Mutations in KIRREL1, a slit diaphragm component, cause steroid-resistant nephrotic syndrome. Kidney Int 2019；96：883-889.
6）Voskarides K, et al. A functional variant in NEPH3 gene confers high risk of renal failure in primary hematuric glomerulopathies. Evidence for predisposition to microalbuminuria in the general population. PLoS One 2017；12：e0174274.
7）Kestilä M, et al. Positionally cloned gene for a novel glomerular protein--nephrin--is mutated in congenital nephrotic syndrome. Mol Cell 1998；1：575-582.
8）Boute N, et al. NPHS2, encoding the glomerular protein podocin, is mutated in autosomal recessive steroid-resistant nephrotic syndrome. Nat Genet 2000；24：349-354.
9）Hinkes B, et al. Positional cloning uncovers mutations in PLCE1 responsible for a nephrotic syndrome variant that may be reversible. Nat Genet 2006；38：1397-1405.
10）Ozaltin F, et al. Disruption of PTPRO causes childhood-onset nephrotic syndrome. Am J Hum Genet 2011；89：139-147.
11）Winn MP, et al. A mutation in the TRPC6 cation channel causes familial focal segmental glomerulosclerosis. Science 2005；308：1801-1804.

12) Kaplan JM, et al. Mutations in ACTN4, encoding alpha-actinin-4, cause familial focal segmental glomerulosclerosis. Nat Genet 2000 ; 24 : 251-256.

13) Gbadegesin RA, et al. Mutations in the gene that encodes the F-actin binding protein anillin cause FSGS. J Am Soc Nephrol 2014 ; 25 : 1991-2002.

14) Rao J, et al. Advillin acts upstream of phospholipase C ε1 in steroid-resistant nephrotic syndrome. J Clin Invest 2017 ; 27 : 4257-4269.

15) Brown EJ, et al. Mutations in the formin gene INF2 cause focal segmental glomerulosclerosis. Nat Genet 2010 ; 42 : 72-76.

16) Heath KE, et al. Nonmuscle myosin heavy chain ⅡA mutations define a spectrum of autosomal dominant macro-thrombocytopenias: May-Hegglin anomaly and Fechtner, Sebastian, Epstein, and Alport-like syndromes. Am J Hum Genet 2001 ; 69 : 1033-1045.

17) Mele C, et al. MYO1E mutations and childhood familial focal segmental glomerulosclerosis. N Engl J Med 2011 ; 365 : 295-306.

18) Dai S, et al. Functional analysis of promoter mutations in the ACTN4 and SYNPO genes in focal segmental glomerulosclerosis. Nephrol Dial Transplant 2010 ; 25 : 824-835.

19) Akilesh S, et al. Arhgap24 inactivates Rac1 in mouse podocytes, and a mutant form is associated with familial focal segmental glomerulosclerosis. J Clin Invest 2011 ; 121 : 4127-4137.

20) Gee HY, et al. ARHGDIA mutations cause nephrotic syndrome via defective RHO GTPase signaling. J Clin Invest 2013 ; 123 : 3243-3253.

21) Ashraf S, et al. Mutations in six nephrosis genes delineate a pathogenic pathway amenable to treatment. Nat Commun 2018 ; 9 : 1960.

22) Schneider R, et al. DAAM2 variants cause nephrotic syndrome via actin dysregulation. Am J Hum Genet 2020 ; 107 : 1113-1128.

23) Gee HY, et al. Mutations in EMP2 cause childhood-onset nephrotic syndrome. Am J Hum Genet 2014 ; 94 : 884-890.

24) Bierzynska A, et al. MAGI2 mutations cause congenital nephrotic syndrome. J Am Soc Nephrol 2017 ; 28 : 1614-1621.

25) Gee HY, et al. KANK deficiency leads to podocyte dysfunction and nephrotic syndrome. J Clin Invest 2015 ; 125 : 2375-2384.

26) Majmundar AJ, et al. Recessive NOS1AP variants impair actin remodeling and cause glomerulopathy in humans and mice. Sci Adv 2021 ; 7 : eabe1386.

27) Barua M, et al. Exome sequencing and in vitro studies identified podocalyxin as a candidate gene for focal and segmental glomerulosclerosis. Kidney Int 2014 ; 85 : 124-133.

28) Dorval G, et al. TBC1D8B loss-of-function mutations lead to X-linked nephrotic syndrome via defective trafficking pathways. Am J Hum Genet 2019 ; 104 : 348-355.

29) Ovunc B, et al. Exome sequencing reveals cubilin mutation as a single-gene cause of proteinuria. J Am Soc Nephrol 2011 ; 22 : 1815-1820.

30) Braun DA, et al. Mutations in multiple components of the nuclear pore complex cause nephrotic syndrome. J Clin Invest 2018 ; 128 : 4313-4328.

31) Braun DA, et al. Mutations in nuclear pore genes NUP93, NUP205 and XPO5 cause steroid-resistant nephrotic syndrome. Nat Genet 2016 ; 48 : 457-465.

32) Miyake N, et al. Biallelic mutations in nuclear Pore complex subunit NUP107 cause early-childhood-onset steroid-resistant nephrotic syndrome. Am J Hum Genet 2015 ; 97 : 555-566.

33) Braun DA, et al. Mutations in nuclear pore genes NUP93, NUP205 and XPO5 cause steroid-resistant nephrotic syndrome. Nat Genet 2016 ; 48 : 457-465.

34) Assoum M, et al. Further delineation of the clinical spectrum of de novo TRIM8 truncating mutations. Am J Med Genet A 2018 ; 176 : 2470-2478.

35) Izu A, et al. Pathogenesis of focal segmental glomerular sclerosis in a girl with the partial deletion of chromosome 6p. Tohoku J Exp Med 2011 ; 223 : 187-192.

36) Thong KM, et al. Cosegregation of focal segmental glomerulosclerosis in a family with familial partial lipodystrophy due to a mutation in LMNA. Nephron Clin Pract 2013 ; 124 : 31-37.

37) Dreyer SD, et al. Mutations in LMX1B cause abnormal skeletal patterning and renal dysplasia in nail patella syndrome. Nat Genet 1998 ; 19 : 47-50.

38) Sato Y, et al. A mutation in transcription factor MAFB causes focal segmental glomerulosclerosis with duane retraction syndrome. Kidney Int 2018 ; 94 : 396-407.

39) Tsunakawa Y, et al. Mice harboring an MCTO mutation exhibit renal failure resembling nephropathy in human patients. Exp Anim 2019 ; 68 : 103-111.

40) Esposito T, et al. Unique X-linked familial FSGS with co-segregating heart block disorder is associated with a mutation in the NXF5 gene. Hum Mol Genet 2013 ; 22 : 3654-3666.

41）Barua M, et al. Mutations in PAX2 associate with adult-onset FSGS. J Am Soc Nephrol 2014；25：1942-1953.

42）Mann N, et al. Mutations in PRDM15 are a novel cause of galloway-mowat syndrome. J Am Soc Nephrol 2021；32：580-596.

43）Boerkoel CF, et al. Mutant chromatin remodeling protein SMARCAL1 causes Schimke immuno-osseous dysplasia. Nat Genet 2002；30：215-220.

44）Colin E, et al. Loss-of-function mutations in WDR73 are responsible for microcephaly and steroid-resistant nephrotic syndrome: Galloway-Mowat syndrome. Am J Hum Genet 2014；95：637-648.

45）Baird PN, et al. Constitutional mutations in the WT1 gene in patients with Denys-Drash syndrome. Hum mol genet 1992；1：301-305.

46）Barbaux S, et al. Donor splice-site mutations in WT1 are responsible for Frasier syndrome. Nat genet 1997；17（：467-470.

47）Jansen JJ, et al. Mutation in mitochondrial tRNA（Leu（UUR）） gene associated with progressive kidney disease. J Am Soc of Nephrol 1997；8：1118-1124.

48）Diomedi-Camassei F, et al. COQ2 nephropathy: a newly described inherited mitochondriopathy with primary renal involvement. J Am Soc Nephrol 2007；18：2773-2780.

49）Heeringa SF, et al. COQ6 mutations in human patients produce nephrotic syndrome with sensorineural deafness. J Clin Invest 2011；121：2013-2024.

50）Ashraf S, et al. ADCK4 mutations promote steroid-resistant nephrotic syndrome through CoQ10 biosynthesis disruption. J Clin Invest 2013；123：5179-5189.

51）Agarwal AK, et al. Focal segmental glomerulosclerosis in patients with mandibuloacral dysplasia owing to ZMPSTE24 deficiency. J Investig Med 2006；54：208-213.

52）López LC, et al. Leigh syndrome with nephropathy and CoQ10 deficiency due to decaprenyl diphosphate synthase subunit 2（PDSS2）mutations. Am J Hum Genet 2006；79：1125-1129.

53）Karamatic Crew V, et al. CD151, the first member of the tetraspanin（TM4）superfamily detected on erythrocytes, is essential for the correct assembly of human basement membranes in kidney and skin. Blood 2004；104：2217-2223.

54）Lemmink HH, et al. Mutations in the type Ⅳcollagen alpha 3（COL4A3）gene in autosomal recessive Alport syndrome. Hum Mol Genet 1994；3：1269-1273.

55）Mochizuki T, et al. Identification of mutations in the alpha 3（Ⅳ）and alpha 4（Ⅳ）collagen genes in autosomal recessive Alport syndrome. Nat Genet 1994；8：77-81.

56）Barker DF, et al. Identification of mutations in the COL4A5 collagen gene in Alport syndrome. Science 1990；248：1224-1227.

57）Has C, et al. Integrin α3 mutations with kidney, lung, and skin disease. N Engl J Med 2012；366：1508-1514.

58）Kambham N, et al. Congenital focal segmental glomerulosclerosis associated with beta4 integrin mutation and epidermolysis bullosa. Am J Kidney Dis 2000；36：190-196.

59）Braun DA, et al. Genetic variants in the LAMA5 gene in pediatric nephrotic syndrome. Nephrol Dial Transplant 2019；34：485-493.

60）Zenker M, et al. Human laminin beta2 deficiency causes congenital nephrosis with mesangial sclerosis and distinct eye abnormalities. Hum Mol Genet 2004；13：2625-2632.

61）Okamoto K, et al. Common variation in GPC5 is associated with acquired nephrotic syndrome. Nat Genet 2011；43：459-463.

62）Badhwar A, et al. Action myoclonus-renal failure syndrome: characterization of a unique cerebro-renal disorder. Brain 2004；127（Pt 10）：2173-2182.

63）Lovric S, et al. Mutations in sphingosine-1-phosphate lyase cause nephrosis with ichthyosis and adrenal insufficiency. J Clin Invest 2017；127：912-928.

64）Braun DA, et al. Mutations in KEOPS-complex genes cause nephrotic syndrome with primary microcephaly. Nat Genet 2017；49：1529-1538.

65）Braun DA, et al. Mutations in WDR4 as a new cause of Galloway-Mowat syndrome. Am J Med Genet A 2018；176：2460-2465.

66）Ozaltin F, et al. DGKE variants cause a glomerular microangiopathy that mimics membranoproliferative GN. J Am Soc Nephrol 2013；24：377-384.

67）Huynh Cong E, et al. A homozygous missense mutation in the ciliary gene TTC21B causes familial FSGS. J Am Soc Nephrol 2014；25：2435-2443.

68）Harshman LA, et al. Congenital nephrotic syndrome in an infant with ALG1-congenital disorder of glycosylation. Pediatr Int 2016；58：785-788.

69）van der Knaap MS, et al. Congenital nephrotic syndrome: a novel phenotype of type I carbohydrate-deficient glycoprotein syndrome. J Inherit Metab Dis 1996；19：787-791.

70）Parsa A, et al. APOL1 risk variants, race, and progression of chronic kidney disease. N Engl J Med 2013；369：2183-2196.

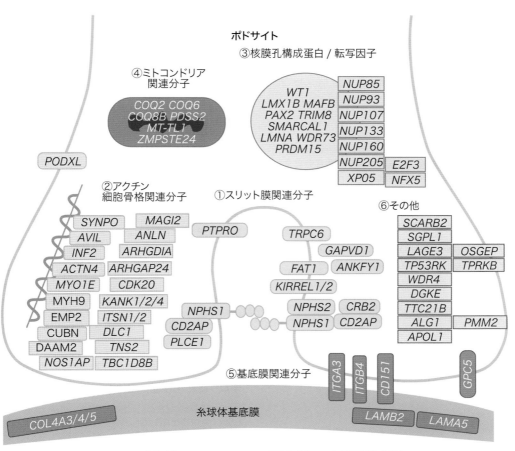

図1　遺伝性FSGS/SRNSの原因遺伝子と機能的分類

表2　腎外症状・検査異常からみた遺伝性FSGS/SRNSの原因遺伝子

部位	症候・検査異常	遺伝子
中枢神経系の異常	脳室拡大，水頭症 (cerebral ventriculomegaly, hydrocephalus)	①CRB2, FAT1, ②DLC1, MAGI2, ③WDR73
	Arnold-Chiari 奇形1型 (後頭骨の低形成) (Arnold-Chiari 1 malformation)	③PAX2
	小頭症 (microcephaly)	②AVIL, MAGI2, ③NUP107, NUP133, PRDM15, WDR73, ⑤LAMB2, ⑥LAGE3, OSGEP, TP53RK, TPRKB, WDR4, ALG1
	Dandy-Walker症候群 (Dandy-Walker malformation)	③PRDM15
	脳回形成異常 (無脳回，厚脳回　神経細胞移動異常) (liss-encephaly, polymicrogyria, neuronal migration disorders)	①FAT1, ③PRDM15, WDR73, ⑥LAGE3, OSGEP, TP53RK, TPRKB
	脳梁欠損 (thin corpus callosum, Agenesis of corpus callosum)，下垂体前葉低形成 (anterior pituitary disease)	③WDR73, ⑤LAMB2, ⑥OSGEP
	大脳萎縮 (cerebral atrophy)	②DLC1, ③NUP133, ⑥OSGEP, TP53RK, TPRKB, SCARB2, ALG1, LAGE3
	髄鞘化遅延 (myelination delay)	⑥OSGEP, TP53RK, TPRKB, LAGE3, PMM2
	知的障害 (intellectual disability)	①FAT1, ②AVIL, MAGI2, ARHGDIA, KANK1, KANK4, ③NUP85, NUP107, TRIM8, WDR73, ⑥WDR4
	精神運動発達遅滞 (mental reterdation, psychomotor retardation)	①FAT1, ②MAGI2, MYH9, ③NUP107, NUP133, TRIM8, E2F3, PAX2, PRDM15, SMARCAL1, WDR73, ④MT-TL1, COQ2, COQ6, COQ8B, ⑤LAMB2, ⑥LAGE3, OSGEP, TP53RK, TPRKB, SGPL1, WDR4, ALG1, PMM2
	発話障害 (speech disorder)	③XPO5, ⑥TP53RK, LAGE3, OSGEP, TPRKB, WDR4
	脳症 (encephalopathy)	④MT-TL1, COQ2, COQ6, COQ8B, PDSS2, ⑥PMM2
	進行性脳筋症，ミトコンドリア脳筋症 (progressive encephalomyopathy)	④MT-TL1, COQ2, PDSS2, COQ6, COQ8B
	てんかん発作，けいれん (single seizure)	②ARHGDIA, DLC1, ③NUP93, NUP133, TRIM8, LMX1B, SMARCAL1, WDR73, ④MT-TL1, COQ2, COQ6, COQ8B, PDSS2, ⑤LAMB2, ⑥SCARB2, SGPL1, LAGE3, OSGEP, TP53RK, ALG1, PMM2
	てんかん性脳症 (epileptic encephalopathy)	③TRIM8, ④COQ2
	ミオクロニーてんかん (progressive myoclonic epilepsy)	④COQ2, COQ6, ⑥SCARB2（ミトコンドリア関連遺伝子全般），OSGEP
	振戦 (tremor)	②INF2, ⑥SCARB2
	皮質盲 (後頭葉の異常) 大脳皮質の異常 (cortical blindness)	②ARHGDIA, ④MT-TL1
	大脳白質病変 (Leukoaraiosis)	④COQ6
	脳梗塞，脳虚血 (cerebral infarcts, cerebral ischemia)	③SMARCAL1
	脳卒中様症状 (脳血管障害) 脳梗塞，脳出血など (stroke-like symptoms)	④MT-TL1
	もやもや病 (moyamoya disease)	③SMARCAL1
	脳MRI異常 (Brain MRI anomaly)	②INF2, ③NUP133, TRIM8, ⑥SGPL1, OSGEP, TRPKB, ALG1
	小脳萎縮 (cerebellar atrophy)	③NUP133, WDR73, ④PDSS2, ⑤SCARB2, OSGEP
	小脳形成不全・小脳失調 (cerebellar hypoplasia)	④COQ2, PDSS2, ⑥PMM2
	運動失調 (ataxia)	③TRIM8, ④COQ2, PDSS2, COQ6, COQ8B, ⑥SCARB2, TRPKB
	認知症 (dimentia)	②CUBN
	常同行為 (stereotypic behavior)	③TRIM8
	退行 (regression)	④COQ2, COQ6
	多系統萎縮症 (multiple system atrophy)	④COQ2
	痙性 (spastic)	③WDR73, ⑥SGPL1, LAGE3, OSGEP, TP53RK, TRPKB
	機能的，解剖学的欠落 (functional, anatomical defect)	⑥TTC21B, SGPL1

（次ページにつづく）

表2 腎外症状・検査異常からみた遺伝性FSGS/SRNSの原因遺伝子（つづき）

部位	症候・検査異常	遺伝子
中枢神経系の異常	脳幹神経形成異常（脳幹神経障害）(cranial nerve malformations)	③ MAFB
	四肢脱力（limb weakness）	④ MT-TL1
	片頭痛（migraine），頭痛（headache）	③ SMARCAL1（片頭痛），④ MT-TL1（頭痛）
末梢神経の異常	末梢神経伝導速度低下（low nerve conduction velocity）	② INF2
	感覚運動神経障害（sensorineural defect）peripheral nerve dysfunction	② INF2, CUBN，③ LMX1B（しびれ感，ヒリヒリ感などの知覚異常，④ COQ6，⑥ SGPL1, PMM2
	機能的，解剖学的欠落（Functional, anatomical defect）	⑥ TTC21B, SGPL1
筋肉の異常	遠位筋力低下・筋萎縮，筋力低下（distal）mucle weakness, atrophy	② INF2，③ NUP133，④ PDSS2，⑤ LAMB2
	筋緊張低下（hypotonia）	③ NUP133, WDR73, TRIM8，④ COQ2, COQ6, PDSS2，⑤ LAMB2，⑥ LAGE3, OSGEP, TP53RK, ALG1, PMM2
	ミオパチー（Myopathy）	③ LMNA，④ MT-TL1, COQ2, PDSS2, COQ6, COQ8B
	筋電図異常（EMG abnormality）	③ MAFB，⑥ SGPL1
	神経筋接合部欠損（neuromuscular junction defects）	⑤ LAMB2
顔貌の異常	顔面異形症（facial dysmorphism）顔貌異常（abnormal facial features）	② KANK4，③ NUP107, TRIM8, E2F3, MAFB, PRDM15, SMARCAL1, WDR73，④ COQ2,COQ6, COQ8B, ZMPSTE24，⑤ ITGA3，⑥ ALG1, PMM2, SGPL1, LAGE3, OSGEP, TP53RK, TPRKB
	口唇・口蓋裂（cleft lip and palate），小顎症（micrognathia）	③ NUP85, NUP107
	薄い髪（sparse hair）	⑤ ITGA3
眼の異常	網膜色素変性症・網膜ジストロフィーなど（pigmentary retinopathy）	① CRB2，② AVIL, DLC1（retinal angiopathy），③ PAX2（網膜欠損）PRDM15，④ COQ2, PDSS2, MT-TL1（網膜萎縮），⑤ LAMB2（発生異常にともなう），⑥ TTC21B, PMM2, ALG1
	斑点網膜（retinal flecks）	⑤ COL4A3, COL4A4, COL4A5
	網膜症（retinopathy）	④ COQ2, COQ6, COQ8B
	脈絡・網膜コロボーマ（chorioretinal coloboma）	③ PRDM15
	視神経形成不全（低形成）（optic nerve hypoplasia）	③ PAX2（漏斗状視神経乳頭，視神経欠損）
	視神経萎縮（optic atrophy）	③ NUP93, WDR73，④ COQ2, COQ6, COQ8B, PDSS2，⑤ LAMB2，⑥ ALG1
	斜視（strabismus）	③ NUP133, MAFB，⑥ SGPL1, OSGEP, ALG1, PMM2
	眼球運動障害（eye motility disorder）	③ MAFB（水平眼球運動の制限（外転障害）外転神経の異常外転障害），⑥ PMM2
	外眼筋麻痺（external ophthalmoplegia）(progressive external ophthalmoplegia：CPEO)	④ MT-TL1（ミトコンドリア関連遺伝子全般）
	眼振（nystagmus）	⑤ LAMB2，⑥ TPRKB, ALG1
	後部多形性角膜変性症（posterior polymorphous dystrophy）	⑤ COL4A3, COL4A4, COL4A5
	角膜異常（発生異常に伴う）（corneal abnormality）	⑤ LAMB2
	角膜混濁（corneal clouding）	③ PRDM15
	円錐角膜（keratoconus）	③ LMX1B
	水晶体形態異常（abnormal lens morphology）	⑤ COL4A3, COL4A4, COL4A5（前円錐水晶体），LAMB2（水晶体形態異常（発生異常に伴う）（abnormal lens）
	白内障（cataract）	② AVIL, MYH9，③ LMX1B（後嚢下白内障），⑤ COL4A3, COL4A4, COL4A5
	虹彩の色素沈着 虹彩の内側の色素沈着（iris pigmentation）	③ LMX1B
	虹彩コロボーム（iris coloboma）	③ PRDM15
	小瞳孔（瞳孔散大筋の欠如を伴う小瞳孔）（microcoria）	③ PRDM15，⑤ LAMB2
	眼瞼下垂（ptosis）	① FAT1，③ NUP93，⑤ LAMB2，⑥ SGPL1
	眼裂狭小化（palpebral fissure narrowing）	③ MAFB
	小眼球症（microphthalmia）	③ PAX2, PRDM15
	遠視（hyperopia）	② DLC1，③ LMX1B
	緑内障，高眼圧（glaucoma）	③ LMX1B，⑤ LAMB2

（次ページにつづく）

表2　腎外症状・検査異常からみた遺伝性FSGS/SRNSの原因遺伝子（つづき）

部位	症候・検査異常	遺伝子
眼の異常	毛様体筋・瞳孔散大筋形成不全（hypoplasia of ciliary and pupillary muscles）	⑤*LAMB2*
	視力低下・視力障害（impaired vision）	④*MT-TL1*, *COQ2*, *COQ6*, ⑤*LAMB2*（Blindness（盲）, ⑥*ALG1*
	近視（myopia）	⑥*TTC21B*
耳の異常	難聴（感音性難聴）（sensorineural hearing loss）	②*AVIL*, *INF2*, *MYH9*, *ARHGDIA*, ③*MAFB*, *PAX2*, ④*MT-TL1*, *COQ2*, *COQ6*, *PDSS2*, ⑤*CD151*, *COL4A3*, *COL4A4*, *COL4A5*, ⑥*SGPL1*, *OSGEP*, *TRPKB*, *TTC21B*
心・血管系の異常	心奇形（heart malformation）	②*MAGI2*（PFO）, *KANK4*（ASD）, ③*PRDM15*, ⑥*OSGEP*（左心低形成）, *PMM2*
	脳動脈瘤（brain aneurysm）	⑥*TTC21B*
	動脈性高血圧症（arterial hypertension）	③*NUP107*
	高血圧（hypertension）	②*TNS2*, ③*LMNA*, ④*COQ8B*, *ZMPSTE24*
	動脈硬化（arteriosclerosis）	③*SMARCAL1*, ⑥*TTC21B*
	肺動脈狭窄（pulmonary artery stenosis），末梢性肺動脈狭窄（peripheral pulmonary artery branch stenosis）	①*FAT1*, ②*MAGI2*
	心筋症（cardiomyopathy）（拡張型心筋症含む）	②*KANK4*, ③*LMNA*, *NUP107*, ④*MT-TL1*, *COQ2*, *COQ6*, *COQ8B*, *PDSS2*, ⑥*ALG1*, *PMM2*
	不整脈（cardiac arrhythmia）	③*NXF5*（進行性房室ブロック）, ⑥*PMM2*
	心不全（heart failure）	③*NUP93*
	心嚢液貯留（pericardial effusion）	⑥*PMM2*
（肺）呼吸器系の異常	間質病変（肥厚）（interstitial lung disease），呼吸不全（respiratory failure）	⑤*ITGA3*
消化器系の異常	幽門狭窄（pyloric stenosis），胃食道逆流症（gastroesophageal reflux disease）	②*MAGI2*, ⑤*ITGB4*
	消化器症状（gastrointestinal manifestations, chronic diarrhea），便秘・たんぱく喪失性腸炎（Constipation, Protein losing enteropathy）	⑥*ALG1*
	原発性胆汁性胆管炎（primary biliary cholangitis）	⑥*TTC21B*
内分泌系の異常	甲状腺機能低下症，甲状腺機能異常（central hypothyroidism）	②*MAGI2*, ③*SMARCAL1*, ⑥*SGPL1*, *PMM2*
	成長ホルモン欠乏症（growth hormone deficiency）	③*NUP85*, ⑤*LAMB2*
	糖尿病・耐糖能異常（Diabetes, Impaired glucose tolerance）	③*LMNA*, ④*MT-TL1*, *ZMPSTE24*, ⑥*OSGEP*
	副腎不全（adrenal insufficiency）（ACTH, Cortisol低下）	⑥*SGPL1*
代謝系の異常	高乳酸血症（hyperlactatemia）	④*MTTL1*, *COQ2*, *COQ6*, *PDSS2*
	ピルビン酸高値（hyperpyruvemia）	④*COQ2*, *COQ6*, *PDSS2*
四肢・骨格系の異常	低身長（short statue）	②*AVIL*, *KANK4*, *TNS2*, ③*NUP85*, *NUP107*, *SMARCAL1*（比率が崩れた低身長）, ④*MT-TL1*, ⑥*SGPL1*, *OSGEP*, *TP53RK*, *TPRKB*
	骨格異常（手指，趾の異常）（skeletal abnormalities（fingers/toes））	②*MAGI2*（多指症 polydactyly）, *PRDM15*（多指）, *NUP107*（斜趾，外反母趾）, *PAX2*, *OSGEP*, *TP53RK*, *LAGE3*（くも指症）, *WDR4*, ③*MAFB*
	踵足（pes calcaneus）	③*PRDM15*
	手根骨，足根骨の進行性破壊，骨融解（手根骨，足根骨），その他（Osteolysis of the carpal/tarsal bones）	③*MAFB*
	爪形成異常（dystrophic nails），爪の剥離（onycholysis）	③*LMX1B*（形成異常）, *PRDM15*, ⑤*ITGA3*（爪の欠損）, *ITGB4*
	骨格異常（肘）（skeletal abnormalities（elbow））	③*NUP107*（外反肘）, *LMX1B*（肘関節異常）（肘関節の異形成 dysplasia of elbow）

（次ページにつづく）

表2　腎外症状・検査異常からみた遺伝性FSGS/SRNSの原因遺伝子（つづき）

部位	症候・検査異常	遺伝子
四肢・骨格系の異常	膝蓋骨低形成・無形成（hypoplastic absent patella）	③LMX1B
	腸骨の角状突起（iliac horn）	③LMX1B
	大腿骨の異常（skeletal abnoramalities (femur)）	③SMARCAL1（大腿骨骨端，寛骨臼かが浅い形成不全）
	下顎骨，鎖骨の形成不全，先端異形成症（mandibuloacral dysplasia）	④ZMPSTE24
	骨格異常（胸 変形）（chest wall deformities），側弯症（scoliosis）	③NUP107, LMX1B, SMARCAL1, PRDM15, ⑤LAMB2, ⑥SGPL1, LAGE3, TTC21B (short rib throacic dysplasia), PMM2
	関節運動制限・関節拘縮（joint motion limitation/joint contracture）	③MAFB, PAX2（靱帯の弛緩），④ZMPSTE24, ⑥ALG1
	靱帯弛緩，関節の異常（ligamentous laxity joint abnormalities）	③PAX2
	歩行障害（abnormal gait）	②INF2, ③MAFB
	脊椎骨端異形成（spondyloepiphyseal dysplasia）による成長障害	③SMARCAL1
	先端骨融解（acro-oesteolysis）	④ZMPSTE24
	体の変形body dysmorphisms（四肢，体幹）	④COQ2, COQ6, COQ8B
皮膚の異常	水疱性皮膚病変（Bullous skin disease）表皮水疱症	⑤CD151, ITGA3（表皮水疱症），ITGB4
	魚鱗癬（ichthyosis）	⑥SGPL1
	色素沈着（skin pigmentation），黒子（lentigines）体幹	③SMARCAL1, ⑥TP53RK
	皮膚萎縮（atrophic skin）	④ZMPSTE24
	臀部脂肪沈着（abnormal fat distribution），乳頭陥没（inverted nipples）	⑥PMM2
	皮膚の軟化（soft skin）	③PAX2
腫瘍性病変	Wilms腫瘍（nephroblastoma, gonadoblastoma）	③WT1
	びまん性平滑筋腫症（diffuse leiomyomatosis）	⑤COL4A5
	甲状腺腫（goiter）	④COQ8B
	Ewing肉腫（Ewing sarcoma），Hodgkin病（Hodgkin lymphoma）	①FAT1
血液の異常	血小板増加（increased platelet）	②MAGI2
	血小板減少（reduced platelet）	②MYH9, SMARCAL1, ⑥DGKE（血栓性血小板減少性紫斑病），ALG1
	巨大血小板の出現（macrothrombocytopenia）	②MYH9
	貧血（anemia）	③SMARCAL1, ⑤CD151（βサラセミアマイナー）
	巨赤芽球性貧血（megaloblastic anemia）	②CUBN
	顆粒球封入体（leukocyte inclusion）	②MYH9
	白血球増多（leukocytosis）	②KANK4
	リンパ球減少（lymphopenia）(lymphocyte abnoramalies)	③SMARCAL1, ⑥SGPL1
	好中球減少（neutropenia）	③SMARCAL1
	汎血球減少症（pancytopenia）	③SMARCAL1
	凝固異常（血栓傾向）（coagulation abnormalities）	⑥ALG1
の免疫系異常	再発性感染症（recurrent and/or severe infection）	②CUBN, ③SMARCAL1
	日和見感染（opportunistic Infection），自己免疫疾患（autoimmune disorder）	③SMARCAL1（T細胞欠損による），⑥SGPL1, ALG1, PMM2
外性器・内性器の異常	停留精巣，生殖器異常（cryptorchidism, genital abnormalities）	②MAGI2, ③PAX2, WT1
	性分化異常（pseudohermaphroditism），尿道下裂（hypospadias）	③WT1（性分化異常）
	性別不明の外性器（ambiguous external genitalia）	③WT1
	性腺機能低下（hypogonadism）	⑥SGPL1, PMM2, ALG1
その他	体重増加不良，成長障害（failure to thrive）	②CUBN（成長障害），④COQ2, COQ6, COQ8B, DSS2, ⑥TP53RK, WDR4, PMM2, ALG1
	胃腸症状（摂食障害・食欲低下，反復性嘔吐）（anorexia vomiting）	②CUBN, ④MT-TL1, ⑥ALG1

（次ページにつづく）

表2　腎外症状・検査異常からみた遺伝性FSGS/SRNSの原因遺伝子（つづき）

部位	症候・検査異常	遺伝子
その他	巨大胎盤（giant placenta）	①NPHS1
	子宮内胎児発育遅延（intrauterine growth retardation：IUGR）	⑥OSGEP, LAGE3
	胎児水腫（fetal hydrops）	⑥SGPL1
	先天性横隔膜ヘルニア（congenital diaphragmatic hernia）	③WT1
	羊水過多（polyhydramnios）	③MAFB
	AFP上昇（elevated AFP）	①CRB2
	脂肪萎縮（部分型脂肪異栄養症）（lipodystrophy）	③LMNA（部分型），④ZMPSTE24（全身型）
	肝酵素上昇（elevated liver enzymes）	②MHY9，④COQ2, COQ6，⑥TTC21B
	疲労（fatigue）	②CUBN

表中の遺伝子は，①スリット膜関連分子，②アクチン細胞骨格関連分子，③核膜孔構成蛋白/転写因子，④ミトコンドリア関連分子，⑤基底膜関連分子，⑥その他と機能的分類番号（表1，図1を参照）が付けられている。

3. 原因遺伝子や病的バリアントの人種や国による違い

　小児FSGS/SRNSにおける原因遺伝子の病的バリアントの検出頻度は，世界的にみて30％程度であるが，原因遺伝子の種類や病的バリアントは，人種や国によって大きく異なる（図2）。NPHS1やWT1は世界共通に認める。一方で，欧米においてはNPHS2が多数を占めるが[11, 12]，東アジア，とくに日本[13]や韓国[14]ではきわめてまれであり，我々のグループの研究でも同様の知見を得ている[15, 16]。アジアのなかでも中国では，COQ8Bが多数検出されている[17]。なお，日本や韓国で散見されるNUP107によるFSGS/SRNS例はすべてp.Asp831Alaをヘテロ接合で有しており，これは創始者バリアントと考えられている[18]。

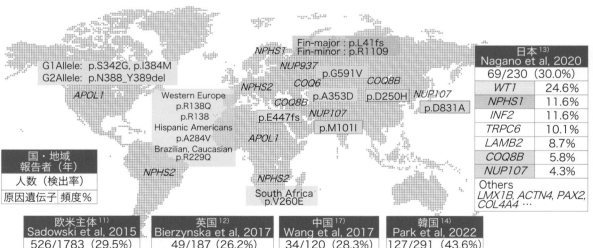

図2　小児FSGS/SRNS大規模コホート遺伝子解析結果より得られた原因遺伝子の人種や国による違い

4. 原因遺伝子の病的バリアント検出率の年齢による違い

　小児FSGS/SRNSにおける原因遺伝子の病的バリアントの検出頻度は，発症年齢で異なり，0〜3カ月で69.4％，4〜12カ月で49.7％，1〜6歳で25.3％，7〜12歳で17.8％，13〜18歳で10.8％，19〜25歳で21.4％と報告されているが[11]，わが国からの報告でもほぼ同様な割合である[13]。なお，遺伝形式は，新生児，乳児，幼児期は常染色体潜性形式をとる遺伝子が主であるが，小児期から青年期と年齢が上がるにつれ，*INF2*や*TRPC6*など常染色体顕性遺伝形式の遺伝子が多くなる。

5. 成人FSGS/SRNSの原因遺伝子

　成人FSGS/SRNS例の原因遺伝子の病的バリアントの検出率は10％程度と小児に比べて低いが，同定された原因遺伝子は，SRNSを対象とした報告では43.7％[19]，FSGSを対象とした報告では55.0％[20]がCOL4A関連遺伝子（*COL4A3*，*COL4A4*，*COL4A5*）であった。成人FSGS/SRNS例においては，臨床・病理学的にAlport症候群が疑われていなくてもCOL4A関連遺伝子異常を考慮しておく必要がある。

【文献】
1）Kestila M, Lenkkeri U, Mannikko M, Lamerdin J, McCready P, Putaala H, Ruotsalainen V, Morita T, Nissinen M, Herva R, Kashtan CE, Peltonen L, Holmberg C, Olsen A, Tryggvason K. Positionally cloned gene for a novel glomerular protein-nephrin- is mutated in congenital nephrotic syndrome. Mol Cell 1998；1：575-582.
2）Boute N, Gribouval O, Roselli S, Benessy F, Lee H, Fuchshuber A, Dahan K, Gubler MC, Niaudet P, Antignac C. NPHS2, encoding the glomerular protein podocin, is mutated in autosomal recessive steroid-resistant nephrotic syndrome. Nat Genet 2000；24：349-354.
3）Kaplan JM, Kim SH, North KN, Rennke H, Correia LA, Tong HQ, Mathis BJ, Rodriguez-Petez JC, Allen PG, Beggs AH, Pollak MR. Mutations in ACTN4, encoding alpha-actinin-4, cause familial focal segmental glomerulosclerosis. Nat Genet 2000；24：251-256.
4）Udagawa T, Jo T, Yanagihara T, Shimizu A, Mitsui J, Tsuji S, Morishita S, Onai R, Miura K, Kanda S, Kajiho Y, Tsurumi H, Oka A, Hattori M, Harita Y. Altered expression of Crb2 in podocytes expands a variation of CRB2 mutations in steroid-resistant nephrotic syndrome. Pediatr Nephrol 2017；32：801-809.
5）Ogino D, Hashimoto T, Hattori M, Sugawara N, Akioka Y, Tamiya G, Makino S, Toyota K, Mitsui T, Hayasaka K. Analysis of the genes responsible for steroid-resistant nephrotic syndrome and/or focal segmental glomerulosclerosis in Japanese patients by whole-exome sequencing analysis. J Hum Genet 2016；61：137-141.
6）Miyake N, Tsukaguchi H, Koshimizu E, Shono A, Matsunaga S, Shiina M, Mimura Y, Imamura S, Hirose T, Okudera K, Nozu K, Akioka Y, Hattori M, Yoshikawa N, Kitamura A, Cheong HⅡ, Kagami S, Yamashita M, Fujita A, Miyataka S, Tsurusaki Y, Nakashima M, Saitsu H, Ohashi K, Imamoto N, Ryo A, Ogata K, Iijima K, Matsumoto N. Biallelic mutations in nuclear pore complex subunit NUP107 cause early-childhood-onset steroid-resistant nephrotic syndrome. Am J Hum Genet 2015；97：555-566.
7）Shirai Y, Miura K, Kaneko N, Ishizuka K, Endo A, Hashimoto T, Kanda S, Harita Y, Hattori M. A novel de novo truncating TRIM8 variant associated with childhood-onset focal segmental glomerulosclerosis without epileptic encephalopathy: a case report. BMC Nephrol 2021；22：417.
8）Isojima T, Harita Y, Furuyama M, Sugawara N, Ishizuka K, Horita S, Kajiho Y, Miura K, Igarashi T, Hattori M, Kitanaka S. LMX1B mutation with residual transcriptional activity as a cause of isolated glomerulopathy. Nephrol Dial Transplant 2014；29：81-88.
9）Harita Y, Kitanaka S, Isojima T, Ashida A, Hattori M. Spectrum of LMX1B mutations: from nail-patella

syndrome to isolated nephropathy. Pediatr Nephrol 2017 ; 32 : 1845-1850.

10) Kikkawa Y, Hashimoto T, Takizawa K, Urae S, Masuda H, Matsunuma M, Yamada Y, Hamada K, Nomizu M, Liapis H, Hisano M, Akioka Y, Miura K, Hattori M, Miner JH, Harita Y. Laminin β_2 variants associated with isolated nephropathy that impact matrix regulation. JCI Insight 2021 ; 6 : e145908.

11) Sadowski CE, Lovric S, Ashraf S, Pabst WL, Gee HY, Kohol S, Engelmann S, Vega-Warner V, Fang H, Halbritter J, Somers MJ, Tan W, Shril S, Fessi I, Lifton RP, Bockenhauer D, El-Desoky S, Kari JA, Zenker M, Kemper MJ, Mueller D, Fathy HM, Soliman NA, Hildebrant F. A single-gene cause in 29.5% of cases of steroid-resistant nephrotic syndrome. J Am Soc Nephrol 2015 ; 26 : 1279-1289.

12) Bierzynska A, McCarthy HJ, Soderquest K, Sen ES, Colby E, Ding WY, Nabhan MM, Kerecuk L, Hegde S, Hughes D, Marks S, Feather S, Jones C, Webb NJA, Ognjanovic M, Christian M, Gilbert RD, Sinha MD, Lord GM, Simpson M, Koziell AB, Welsh GI, Saleem MA. Genomic and clinical profiling of a national nephrotic syndrome cohort advocates a precision medicine approach to disease management. Kidney Int 2017 ; 91 : 937-947.

13) Nagano C, Yamamura T, Horinouchi T, Aoto Y, Ishiko S, Sakakibara N, Shima Y, Nakanishi K, Nagase H, Iijima K, Nozu K. Comprehensive genetic diagnosis of Japanese patients with severe proteinuria. Sci Rep 2020 ; 10 : 270.

14) Park E, Lee C, Kim NKD, Ahn YH, Park YS, Lee JH, Kim SH, Cho MH, Cho H, Yoo KH, Shin JⅡ, Kang HG, Ha ⅡS, Park WY, Cheong HⅡ. Correction: Park et al. Genetic study in Korean pediatric patients with steroid-resistant nephrotic syndrome or focal segmental glomerulosclerosis. J Clin Med 2022 ; 11 : 3016.

15) Kitamura A, Tsukaguchi H, Iijima K, Araki J, Hattori M, Ikeda M, Honda M, Nozu K, Nakazato H, Yosikawa N, Kagami S, Muramatu M, Choi Y, Cheong HⅡ, Doi T. Genetics and clinical features of 15 Asian families with steroid-resistant nephrotic syndrome. Nephrol Dial Transplantat 2006 ; 21 : 3133-3138.

16) Furue T, Hattori M, Tsukaguchi H, Kitamura A, Oomori T, Ogino D, Nakakura H, Ashida A, Miura K, Hisano M, Takahashi K, Chikamoto H, Akioka Y, Sakano T. Clinical features and mutational survey of NPHS2 (podocin) in Japanese children with focal segmental glomerulosclerosis who underwent renal transplantation. Pediatr Transplant 2008 ; 12 : 341-346.

17) Wang F, Zhang Y, Mao J, Yu Z, Yi Z, Yu L, Sun J, Wei X, Ding F, Zhang H, Xiao H, Yao Y, Tan W, Lovric S, Ding J, Hildebrandt F. Spectrum of mutations in Chinese children with steroid-resistant nephrotic syndrome. Pediatr Nephrol 2017 ; 32 : 1181-1192.

18) Park E, Ahn YH, Kang HG,Miyake N, Tsukaguchi H, Cheong HⅡ. NUP107 mutations in children with steroid-resistant nephrotic syndrome. Nephrol Dial Transplant 2017 ; 32 : 1013-1017.

19) Gribouval O, Boyer O, Hummel A, Dantal J, Martinez F, Sberro-Soussan R, Etienne I, Chauveau D, Delahousse M, Lionet A, Allard J, Noble CP, Tete MJ, Heidet L, Antignac C, Servais A. Identification of genetic causes for sporadic steroid-resistant nephrotic syndrome in adults. Kidney Int 2018 ; 94 : 1013-1022.

20) Yao T, Udwan K, John R, Rana A, Haghighi A, Xu L, Hack S, Reich HN, Hladunewich MA, Cattran DC, Paterson AD, Pei Y, Barua M. Integration of genetic testing and pathology for the diagnosis of adults with FSGS. Clin J Am Soc Nephrol 2019 ; 14 : 213-223.

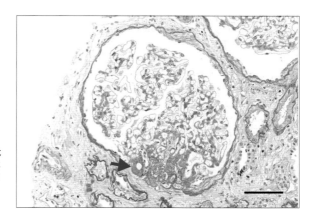

図5　FSGS（perihilar variant）
血管極に基質の増加による係蹄腔の閉塞と硝子化（矢印）がみられる。糸球体サイズの増大（最大径は350μm）を認め，低形成腎に伴う二次性FSGSと診断した。
PAS染色，スケールバー100μm

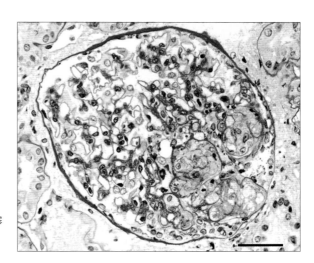

図6　FSGS（cellular variant）
泡沫細胞による管内細胞増多により係蹄腔が閉塞し，係蹄は拡大している。
PAS染色，スケールバー50μm

　大多数はネフローゼ症候群で発症する。cellular variantは糸球体硬化の早期病変と考えられている[15]。

④Perihilar variant

　Collapsing variant，tip variant，cellular variantを除外したうえで，少なくともひとつの糸球体で糸球体血管極付近に硝子化を認める。あるいは分節性病変を示す糸球体の50％以上に血管極付近で硬化または硝子化を認める。

　一次性FSGSにもみられるが，肥満，高血圧，低形成腎に代表される糸球体高血圧・糸球体過剰濾過による二次性FSGSで多くみられる。また，糸球体サイズの増大を認めることが多く（図5），ネフローゼ症候群を呈することは少ない。

⑤Not otherwise specified（NOS）

　Collapsing variant，tip variant，cellular variant，perihilar variantを除外したうえで，少なくともひとつの糸球体に細胞外基質の増加による分節性の硬化（糸球体係蹄腔の閉塞）

を認める．硬化病変は，血管極付近または末梢係蹄，あるいはその両方に認める．泡沫細胞が硬化部位に取り込まれていることもある．糸球体上皮細胞の増生はほとんどみられない．硝子化やボウマン嚢との癒着がみられることが多い（図1）。

分類のなかでもっとも頻度が高く，FSGSの古典的・典型的な組織型（Classic FSGS[4]）である．

3) Columbia分類の限界と問題点

①組織バリアントによる病因の推定

前述したように，Columbia分類はFSGSのうち一次性のみならず二次性や遺伝性にも適用される．すなわち，組織バリアントから病因を推定することは難しい．

"glomerular collapse"は，一次性FSGSのほかに，ウイルス感染や薬剤による二次性FSGS，そして遺伝性FSGSでもみられる．実際，図4に示した症例は家族性FSGSで，腎移植後の再発はなく，核膜孔複合体を形成するNUP107の遺伝子変異が新規に同定された[16]．一次性collapsing FSGSとの鑑別は難しく，兄弟例でなければ生体腎移植の実施を躊躇したであろう．

②組織バリアントの診断

Columbia分類では，診断が階層化されていることが特徴である．collapsing variantが最優先され，以降順に，tip，cellular，perihilar，NOSの順に診断をしていく．しかし，同一標本に種々のバリアントが混在することが報告されており[17]，分類診断に迷う場合も多い．また，tip variantとcellular variantは経時的にNOSに移行するとされている[7,15]．組織バリアントの診断に固執するのは，臨床上あまり意味がないと思われる．

③組織バリアントによる治療反応性と腎機能予後の予測

今までcollapsing variantのステロイド反応性，腎機能予後はともに不良とされていたが，最近では，一次性のcollapsing FSGSに対して早期から積極的に治療することで寛解率と腎機能予後が改善したとの報告がある[18]．さらに最近のわが国の報告で，FSGSの予後を規定するのは組織バリアントではなく，治療による蛋白尿の寛解であることが示された[19]．

【文献】
1）Howie AJ, Brewer DB. The glomerular tip lesion: a previously undescribed type of segmental glomerular abnormality. J Pathol 1984；142：205-220.

2）Schwartz MM, Lewis EJ. Focal segmental glomerular sclerosis: the cellular lesion. Kidney Int 1985；28：968-974.

3）Weiss M, Daquioag E, Margolin E, Pollak VE. Nephrotic syndrome, progressive irreversible renal failure, and glomerular "collapse". A new clinicopathologic entity? Am J Kidney Dis 1986；7：20-28.

4）D'Agati V. The many masks of focal segmental glomerulosclerosis. Kidney Int 1994；46：1223-1241.

5）D'Agati VD, Fogo AB, Bruijn JA, Jennette JC. Pathologic classification of focal segmental glomerulosclerosis: a working proposal. Am J Kidney Dis 2004；43：368-382.

6）Haas M, Seshan SV, Barisoni L, Amann K, Bajema IM, Becker JU, Joh K, Ljubanovic D, Roberts ISD, Roelofs JJ, Sethi S, Zeng C, Jennette JC. Consensus definitions for glomerular lesions by light and electron microscopy: recommendations from a working group of the Renal Pathology Society. Kidney Int 2020；98：1120-1134.

7）D'Agati VD, Kaskel FJ, Falk RJ. Focal segmental glomerulosclerosis. N Engl J Med 2011；365：2398-2411.

8）D'Agati V, Suh JI, Carbone L, Cheng JT, Appel G. Pathology of HIV-aasociated nephropathy: A detailed morophologic and comparative study. Kidney Int 1989；35；1358-1370.

9）Tomlinson L, Boriskin Y, McPhee I, Holwill S, Rice P. Acute cytomegalovirus infection complicated by collapsing glomerulopathy. Nephrol Dial Transplant 2003；18：187-189.

10）Moudgil A, Nast CC, Bagga A, Wei L, Nurmamet A, Cohen AH, Jordan SC, Tokoda M. Association of parvovirus B19 infection with idiopathic collapsing glomerulopathy. Kidney Int 2001；59：2126-2133.

11）Larsen CP, Bourne TD, Wilson JD, Saqqa O, Sharshir MA. Collapsing glomerulopathy in a patient with COVID-19. Kidney Int Rep 2020；5：935-939.

12）Markowitz GS, Nasr SH, Stokes MB, D'Agati VD. Treatment with INF-α, -β, or -γ is associated with collapsing focal segmental glomerulosclerosis. Clin J Am Soc Nephrol 2010；5：607-615.

13）Markowitz GS, Appel GB, Fine PL, Fenves AZ, Loon NR, Jagannath S, Kuhn JA, Dratch AD, D'Agati VD. Collapsing focal segmental glomerulosclerosis following treatment with high-dose pamidronate. J Am Soc Nephrol 2001；12：1164-1172.

14）Avila-Casado MC, Vargas-Alarcon G, Soto ME, Hernandez G, Reyes PA, Herrera-Acosta J. Familial collapsing glomerulopathy: clinical, pathological and immunogenetic features. Kidney Int 2003；63：233-239.

15）Hattori M, Horita S, Yoshioka T, Yamaguchi Y, Kawaguchi H, Ito K. Mesangial phenotypic changes associated with cellular lesions in primary focal segmental glomerulosclerosis. Am J Kidney Dis 1997；30：632-638.

16）Miyake N, Tsukaguchi H, Koshimizu E, Shono A, Matsunaga S, Shiina M, Mimura Y, Imamura S, Hirose T, Okudera K, Nozu K, Akioka Y, Hattori M, Yoshikawa N, Kitamura A, Cheong HⅡ, Kagami S, Yamashita M, Fujita A, Miyataka S, Tsurusaki Y, Nakashima M, Saitsu H, Ohashi K, Imamoto N, Ryo A, Ogata K, Iijima K, Matsumoto N. Biallelic mutations in nuclear pore complex subunit NUP107 cause early-childhood-onset steroid-resistant nephrotic syndrome. Am J Hum Genet 2015；97：555-566.

17）Taneda S, Honda K, Uchida K, Nitta K, Yumura W, Oda H, Nagata M. Histological heterogeneity of glomerular segmental lesions in focal segmental glomerulosclerosis. Int Urol Nephrol 2012；44：183-196.

18）Laurin LP, Gasim AM, Derebail VK, McGregor JG, Kidd JM, Hogan SL, Poulton CJ, Detwiler RK, Jennette JC, Falk RJ, Nachman PH. Renal survival in patients with collapsing compared with not otherwise specified FSGS. Clin J Am Soc Nephrol 2016；11：1752-1759.

19）Kawaguchi T, Imasawa T, Kadomura M, Kitamura H, Maruyama S, Ozeki T, Katafuchi R, Oka K, Isaka Y, Yokoyama H, Sugiyama H, Sato H. Focal segmental glomerulosclerosis histologic variants and renal outcomes based on nephrotic syndrome, immunosuppression and proteinuria remission. Nephrol Dial Transplant 2022；37：1679-1690.

2. Cellular lesion（CELL）

1. CELLの病理像

　本章1項で示したように，FSGSは古典的・典型的硬化（classic sclerosis）に加えて多彩な組織像が観察される。

　そのなかでもCELLは，細胞性半月体と見誤るような糸球体上皮細胞の増生像（pseudo-crescentともよばれる）と，対応する係蹄の虚脱傾向や係蹄内への泡沫細胞や白血球の浸潤を特徴とする[1]。ボウマン腔を占める増生した糸球体上皮細胞は腫大・変性し，細胞質には空胞やPAS陽性沈着物がみられ，また核は大きく核小体が目立つ（図1）。一方，これら管外性細胞反応に対応した部位の係蹄は虚脱傾向を示し，また係蹄内には泡沫細胞や白血球の浸潤がみられるが（図1），泡沫細胞の大部分はCD68陽性マクロファージである（図2）。蛍光抗体法では，虚脱傾向を認める係蹄に一致して，IgMの非特異的な沈着を認める（図3）。classic sclerosisが確認される以前の病初期段階に認める場合が多く，classic sclerosisの"early lesion"と考えられている（図4a，b）。

　なお，CELLと判断する際には，classic sclerosisでよく観察される硬化部位に沿ったepithelial cell capping[2]（図5）と区別する必要がある。

　自験例小児FSGS48例の腎生検組織プレパラートを見直してみると，うち13例でCELLが確認できた。30数個の糸球体を連続切片で注意深く観察し，ようやく1個の糸球体にCELLを認めた症例から，約74％の糸球体にCELLを認めた症例まで，CELLを有する糸球体の頻度は症例によりさまざまであった。CELL病変の分布は基本的には分節性であり，病変部以外の糸球体係蹄は微小変化を示すが，CELLが全節性にみられる糸球体も存在する（図6）。また症例によっては，classic sclerosisを示す糸球体とCELLを示す糸球体が同

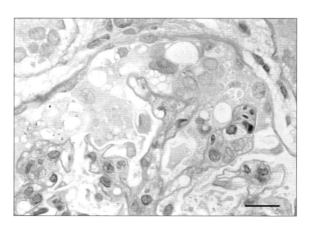

図1　CELL
腫大，変性（空胞変性，硝子滴変性）した糸球体上皮細胞が増生してボウマン腔を満たしており，細胞性半月体様にみえる（pseudocrescent）。また対応した係締は虚脱傾向を示し，泡沫細胞や白血球の浸潤を認める。PAS染色，スケールバー 20 μm

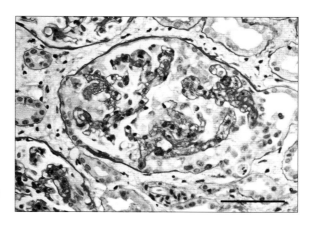

図2　CD68陽性マクロファージ
泡沫細胞の大部分はCD68陽性マクロファージである。酵素抗体法，スケールバー50μm

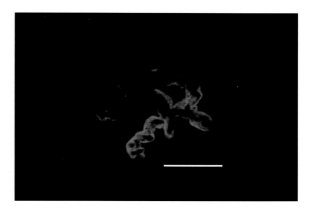

図3　IgMの沈着
CELLの虚脱傾向を示す係締に一致して，IgMの非特異的沈着を認める。スケールバー50μm

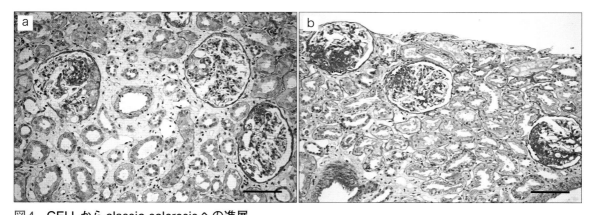

図4　CELLからclassic sclerosisへの進展
a：初回腎生検，b：3カ月後の追跡腎生検。classic sclerosisを認めた。PAS染色，スケールバー200μm

一切片内に認められることやclassic sclerosisとCELLが同一糸球体内で混在して認められることもあった（表1）[3]。

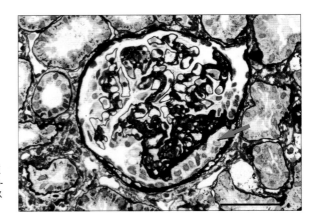

図5　Epithelial cell capping

CELLと判断する際には，classic sclerosisでよく観察される硬化部位に沿ったepithelial cell capping（矢印）と区別する必要がある。PAM染色，スケールバー100μm

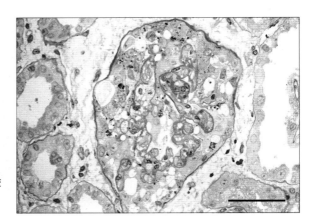

図6　全節性CELL

CELLの糸球体内分布は基本的には分節性であり，病変部以外の糸球体係締は微小変化を示すが，病変が全節性にみられる糸球体も存在する。
PAS染色，スケールバー50μm

表1　FSGS-CSとFSGS-CELLの病理所見の比較

文献3より翻訳して引用

	FSGS-CS [1] (n＝35)	FSGS-CELL [2] (n＝13)
全糸球体	26±13	22±8
分節性CELL（%）[3]	0	20.8±21.3 (2.9〜65.2)
全節性CELL（%）[3]	0	2.9±4.0 (0〜9.1)
classic sclerosis（%）[3]	14.5±12.5 (2.1〜53.8)	15.4±12.5 (0〜36.4)
全節性硬化（%）[3]	7.2±11.5 (0〜45.4)	8.2±8.4 (0〜23.7)
尿細管間質性病変[4]	0.9±0.8	1.5±0.7

[1]：FSGS-CS，classic sclerosis（CS）のみを認めた症例
[2]：FSGS-CELL，cellular lesion（CELL）も認めた症例
[3]：総糸球体数に占める割合
[4]：半定量的（0〜3）に評価
結果はmean±SD（ranges）で表記

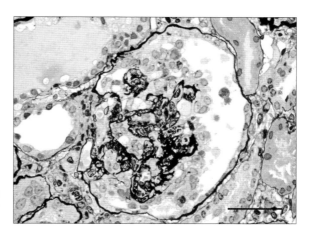

図7　Collapsing FSGSの光顕像
糸球体係蹄の虚脱(global collapse)と糸球体上皮細胞の増生像を認める。なお，ボウマン嚢壁との癒着は認めない。PAM染色，スケールバー 50 μm

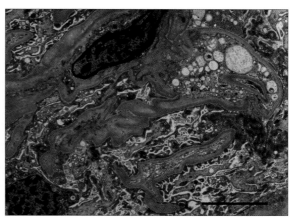

図8　Collapsing FSGSの電顕像
糸球体基底膜にwrinkling(しわ)が観察できる。スケールバー 5 μm
昭和大学解剖学講座本田一穂先生より提供

2. CELL と collapsing glomerulopathy の異同

　Collapsing glomerulopathy では，糸球体上皮細胞の増生像はCELLと同様であるが，係蹄の虚脱が特徴的で(図7)，糸球体基底膜のwrinkling(しわ)[2]が観察される(図8)。

　CELL と collapsing glomerulopathy を同一のentityとして取り扱うかどうかについて，以前は研究者間で若干の意見の相違があった。SchwartzとKorbetら[4]のグループは同一のentityとしてとらえていたが，D'Agatiら[5]のグループは係蹄内の病変に注目し，係蹄の虚脱傾向がみられるものの係蹄内への泡沫細胞や白血球の浸潤像などの管内増殖性病変を認める場合はCELL，管内増殖性病変を認めない係蹄の虚脱(acute retraction, collapse)の場合はcollapsing glomerulopathyとして両者を区別すべきではないかと報告し，そののちのColumbia分類では，cellular variant と collapsing variant に区別された[6]。

3. CELL の臨床像

　Schwartzら[7]は1975〜1996年に経験したFSGSのうち15歳以上の100例を，CELLを認めたグループ(FSGS-CELL)とCELLを認めずclassic sclerosis (CS)のみを認めたグループ

表2　FSGS-CSとFSGS-CELLの臨床像の比較

文献3より翻訳して引用

臨床所見	FSGS-CS[*1] (n＝35)	FSGS-CELL[*2] (n＝13)	P値
性別（男の割合）	18（51%）	7（54%）	NS
年齢（歳）	7.5±4.2	10.7±3.8	$P<0.05$
Ccr（mL/min/1.73 m^2）	99.7±20.9	101.4±22.1	NS
尿蛋白量（g/m^2/d）	5.3±5.0	13.3±11.7	$P<0.05$
ネフローゼ症候群を呈した症例（%）	24（69%）	13（100%）	$P<0.05$
血清アルブミン値（g/dL）	2.4±0.7	2.0±0.4	NS
血清コレステロール値（mg/dL）	400±157	411±95	NS
発症から腎生検までの期間（月）	30±36	12±16	$P<0.05$

[*1]：FSGS-CS，classic sclerosis（CS）のみを認めた症例
[*2]：FSGS-CELL，cellular lesion（CELL）も認めた症例
結果は，mean±SDで表記

（FSGS-CS）の2群に分けて検討している。ただし，同グループはCELLとcollapsing glo-merulopathyを区別しておらず，対象症例のなかにはcollapsing glomerulopathyも含まれる。

CELLは43/100例で認められ，CELL病変を認める糸球体の頻度は22±18%，CELLはCSと混在して観察され，糸球体内の病変のひろがりは分節性から全節性までさまざまであったとされ，前述したような自験例での観察結果（表1）[3]と同様であった[7]。

臨床像に関してFSGS-CELL症例は，FSGS-CS症例に比べて，人種的に黒人である割合が高く，高度蛋白尿を呈していた。なお，性差，発症年齢，腎生検時腎機能に関して両群間で差はなかった。一方，腎機能予後に関して，5年生存率がFSGS-CELL症例では45%，FSGS-CS症例では83%であり，明らかにFSGS-CELL症例の方が不良であった。ステロイド反応性を両群間で比較してみると，寛解率に関しては両群とも約50%と差がなく，治療にて寛解が得られれば，その症例の腎機能予後は良好であったことから，Schwartzら[7]はたとえCELLを認めても治療は試みるべきと報告している。

自施設での小児例（発症年齢15歳未満）の検討では，臨床像や予後に関しては，先ほどのSchwartzらの報告[7]と同様に，CELLを認めた症例は高度蛋白尿を呈し（表2），腎機能予後は明らかに不良であった（図9）[3]。

しかし，ステロイド反応性および腎機能予後との関係について検討したところ（図10）[3]，病初期の腎生検でCELLを高頻度に認めても，ステロイド反応性は悪くなかった。Schwartzら[7]の報告と同様に，CELLの存在がステロイド反応性の良し悪しを決めるものではないと考える[3]。実際，病初期腎生検で高頻度にCELL病変を認めステロイド抵抗性も示したため，LDL吸着療法を試みたところ完全寛解が得られた症例を経験している[8]。一次性FSGSの治療に関しては，CELLの有無にかかわらず，発症早期からの積極的な治療の必要性と重要性が示唆されてきた。この知見は，本章1項の組織バリアントによる治療反応性と腎機能予後の予測で紹介した最近の報告[9]と一致する。

最後に，発症後5カ月以降の腎生検でclassic sclerosisに加えてCELLを認めた症例の腎

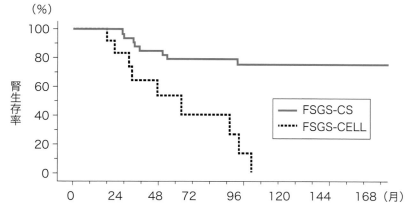

図9 CELLを認めるFSGSの
腎生存率

文献3より翻訳して引用

CS：clasical sclerosis，CELL：cellu-
lar lesion

（Kaplan-Meier法，log-rank検定にて
p＜0.001）。

	0	12	24	36	48	60	72	84	96	108	120	132	144	156	168
FSGS-CS	35	35	32	29	25	24	23	20	18	16	14	11	8	8	7
FSGS-CELL	13	12	10	6	6	5	3	3	2	0	0	0	0	0	0

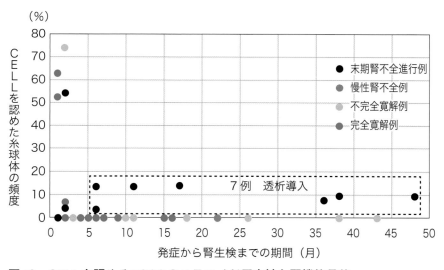

図10 CELLを認めるFSGSのステロイド反応性と腎機能予後

文献3より翻訳して引用

CELLを認めた糸球体の頻度，発症から腎生検までの期間，各症例の最終観察時点での予後をプロッ
トした。

病初期の腎生検にてCELLを高頻度に認めても，ステロイド反応性は決して悪くはない。一方，発症
後5カ月以降の腎生検にてCSに加えてCELLを認めた症例の予後は不良で，7例全例が透析導入と
なった。

機能予後は不良で，7例全例が透析導入となった（図10）[3]。これらの症例は尿細管間質病変
も進行しており，同一糸球体内にclassic sclerosisと混在して新たなCELLが加わった病理
像を認める場合がある（図11）。このことから，IgA腎症の増悪進展過程で急性管外性病変
の繰り返し（repeated acute on chronic）が重要な過程のひとつとされているように，FSGS
の場合も同様な機序で腎障害が進行していくのではないかと考えている。

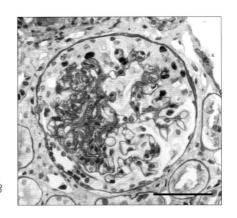

図11　CELLとCSの混在
Ki-67免疫染色（茶色）をあわせて実施しているが，
CELL部位にKi-67陽性細胞が多数あり，増生を認
める。PAS染色，スケールバー50μm

4. CELLのマクロファージ浸潤とメサンギウム細胞活性化

　FSGSの糸球体硬化病変形成過程におけるメサンギウム細胞の関与についての研究はほ
ぼ皆無であった。我々のグループの検討では，CELL病変部位にCD68陽性マクロファー
ジが浸潤（図12a），CD68陽性マクロファージ浸潤部位でα平滑筋アクチン（alpha-smooth
muscle actin：αSMA）発現が亢進（図12b），ボウマン囊が破壊されていない糸球体でⅢ型
コラーゲンの*de novo*産生を認め（図13），αSMAとⅢ型コラーゲンの二重免疫染色で共局
在を確認した（図14a〜c）。これらからFSGSのCELL病変では，浸潤マクロファージによ
るメサンギウム細胞の活性化とmyofibroblast（筋線維芽細胞）様細胞への形質変換が起きて
おり，糸球体硬化病変過程に関与している可能性を報告した[1]。

　FSGSの硬化病変形成過程では，糸球体上皮細胞のみならず，メサンギウム細胞や内皮
細胞，さらにマクロファージの浸潤など，多彩な細胞反応が起きている。

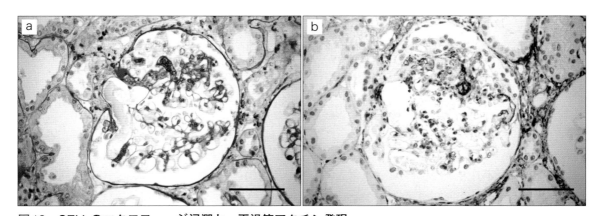

図12　CELLのマクロファージ浸潤とα平滑筋アクチン発現
a：CELL部位にCD68陽性マクロファージが浸潤。酵素抗体法
b：CD68陽性マクロファージ浸潤部位でα平滑筋アクチン（αSMA）発現が亢進している。αと連続切片。
酵素抗体法，スケールバー50μm

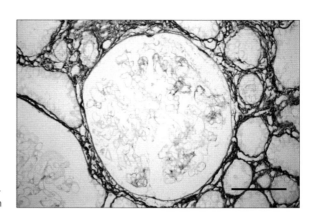

図13　Ⅲ型コラーゲンの*de novo*産生
ボウマン嚢が破壊されていない糸球体でⅢ型コラーゲンの*de novo*産生を認める。スケールバー50μm

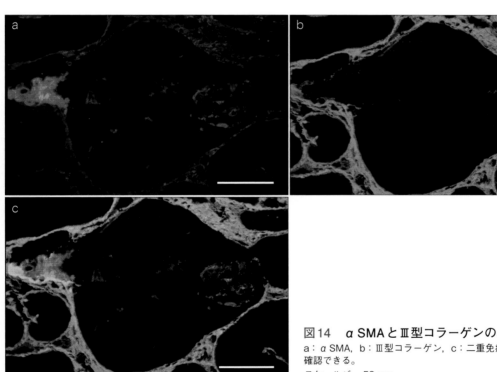

図14　α SMAとⅢ型コラーゲンの二重免疫染色
a：α SMA，b：Ⅲ型コラーゲン，c：二重免疫染色で共局在が確認できる。
スケールバー 50μm

5. 増生した糸球体上皮細胞：糸球体壁側上皮細胞（PECs）の可能性

　我々のグループは，CELL病変やcollapsing glomerulopathyでみられる増生した糸球体上皮細胞はPECs由来であると報告した[10, 11]。

　一方，同時期に，D'AgatiとKrizらのグループから[12]，"dysregulated podocyte phenotype"との概念が提唱され，CELL病変やcollapsing glomerulopathyでみられる増生した糸球体上皮細胞は，増殖能を獲得した（dysregulated）ポドサイトであると報告された[12]。そののち，この学説を支持する報告が相次ぎ，"podocytopathies"の疾患概念の形成に繋がった[13]。

　しかし，少数派ではあったが，Wetzelsら[14, 15]のグループは，我々のグループの報告と同様にCELL病変やcollapsing glomerulopathyでみられる増生した糸球体上皮細胞はPECs由来であると報告した。そののちの検証で，増生した糸球体上皮細胞は活性化したPECs由来であるとのコンセンサスが確立され[16]，最近は，PECsのサブポピュレーションが解析されている[17]。

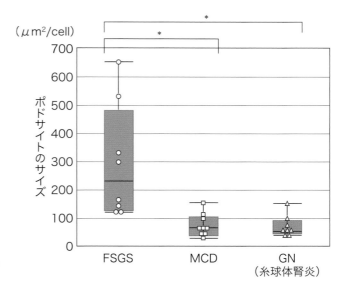

図4　尿中ポドサイトサイズの定量評価
FSGS例の尿中ポドサイトのサイズはMCDやGN（糸
球体腎炎）と比較して有意に大きい。

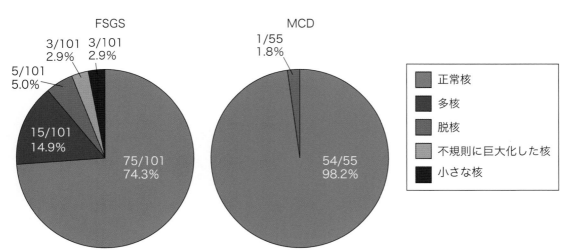

図5　Mitotic catastrophe を認める尿中ポドサイトの割合と mitotic catastrophe の種類
FSGS例の尿中ポドサイトは，約25％の割合でmitotic catastrophe を認め，さまざまな核の形態異常（多核，脱核，不規則に巨大
化した核，小さな核）が観察できる。

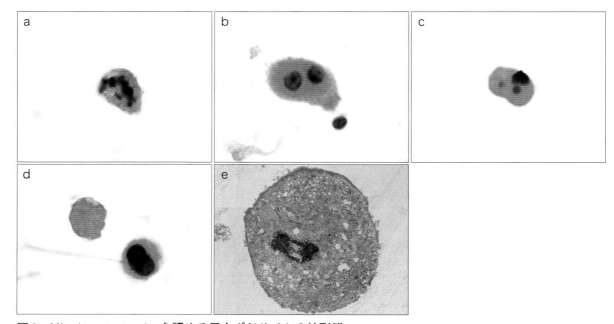

図6　Mitotic catastrophe を認める尿中ポドサイトの核形態

さまざまな核の形態異常（a：不規則に巨大化した核，b：多核，c：小さな核，d：脱核）が観察できる。（HE染色，400倍），e：電顕で核分裂像が観察できる。6,000倍

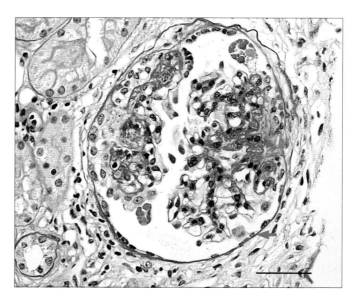

図7　腎糸球体光顕像における mitotic catastrophe

不規則に巨大化した核を示すポドサイト（矢印）が観察できる。PAS染色，スケールバー 50 μm

【文献】

1）Nagata M, Kriz W. Glomerular damage after uninephrectomy in young rats. Ⅱ. Mechanical stress on podocytes as a pathway to sclerosis. Kidney Int 1992；42：148-160.

2）Kriz W, Gretz N, Lemley KV. Progression of glomerular diseases: is the podocyte the culprit? Kidney Int 1998；54：687-697.

3）Smeets B, Kuppe C, Sicking EM, Fuss A, Jirak P, van Kuppevelt TH, Endlich K, Wetzels JFM, Grone HJ, Floege J, Moeller MJ. Parietal epithelial cells participate in the formation of sclerotic lesions in focal segmental glomerulosclerosis. J Am Soc Nephrol 2011；22：1262-1274.

4）Liapis H, Romagnani P, Anders HJ. New insights into the pathology of podocyte loss mitotic catastrophe. Am J Pathol 2013；183：1364-1374.

5）Lasagni L, Lazzeri E, Shankland SJ, Anders HJ, Romagnani P. Podocyte mitosis-a catastrophe. Curr Mol Med 2013；13：13-23.

6）Altintas MM, Reiser J. Podocytes: Way to Go.Am J Pathol 2019；189：226-228.

7）Hara M, Yamamoto T, Yanagihara T, Takada T, Itoh M, Adachi Y, Yoshizumi A, Kawasaki K, Kihara I. Urinary excretion of podocalyxin indicates glomerular epithelial cell injuries in glomerulonephritis. Nephron 1995；69：397-403.

8）Hara M, Yanagihara T, Kihara I. Cumulative excretion of urinary podocytes reflects disease progression in IgA nephropathy and Schonlein-Henoch purpura nephritis. Clin J Am Soc Nephrol 2007；2：231-238.

9）原　正則 著. イラストレイテッド Podocytopathy 尿からポドサイト障害を診る. 東京医学社，2017

10）Hara M, Oohara K, Dai DF, Liapis H. Mitotic catastrophe causes podocyte loss in the urine of human diabetics. Am J Pathol 2019；189：248-257.

11）Hara M, Yanagihara T, Kihara I. Urinary podocytes in primary focal segmental glomerulosclerosis. Nephron 2001；89：342-347.

12）Shirai Y, Miura K, Yokoyama T, Horita S, Nakayama H, Seino H, Ando T, Shiratori A, Yabuuchi T, Kaneko N, Ishiwa S, Ishizuka K, Hara M, Hattori M. Morphologic analysis of urinary podocytes in focal segmental glomerulosclerosis. Kidney 360 2020；2：477-486.

4. Foot process effacement（FPE）

FPE（ポドサイトの足突起の消失）は傷害を受けたポドサイトの反応（responses to injury）で，ポドサイト障害を示す代表的な形態変化である[1]。

1. FPEの定量的評価

FPEの定量的な評価方法として，Deegensらのグループ[2]とSethiらのグループ[3]からの報告を紹介する。

1) Deegensら[2]の方法

Deegensらのグループが行った方法を図1に示す。

電顕（1,000〜3,000倍）の糸球体係蹄の長さ（図中緑色）をImageJソフトウェアで測定し，足突起が途切れた箇所（図中黄色の矢頭）を確認する。糸球体係蹄の長さを足突起の途切れた箇所の数（図中黄色の矢頭の数）で割ったものが，この糸球体係蹄における足突起幅となる。8つの係蹄で糸球体係蹄の足突起幅を測定し，平均足突起幅とする（単位はnm）。

2) Sethiら[3]の方法

Sethiらのグループが行った方法を図2に示す。

電顕（1,000〜3,000倍）で8つの糸球体係蹄の足突起の消失を評価する。糸球体係蹄全周で足突起の消失を認めた場合に，足突起の消失ありとカウントする。

図2aでは，糸球体係蹄①〜③のうち，係蹄全周で足突起が消失しているのは②のみであり，①と③は，係蹄上の足突起が一部保たれているためカウントしない。このため，足突起の消失の割合は1/3（33.3%）となる。

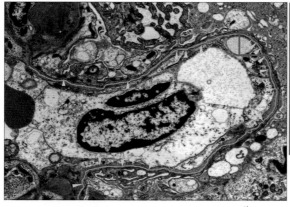
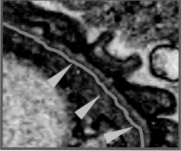

図1　FPEの定量的な評価方法（Deegensら[2]の方法）

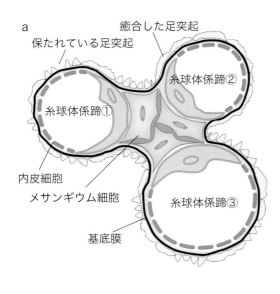

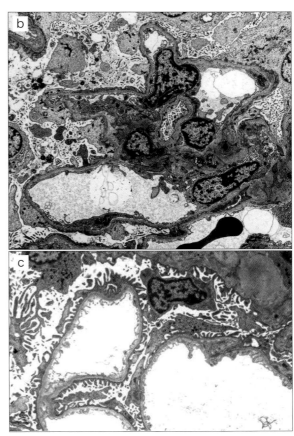

図2　FPEの定量的な評価方法（Sethi ら[3]の方法）

　図2bの電顕では，全ての糸球体係蹄で足突起が消失しており，足突起の消失割合は100％となる。

　図2cの電顕上の糸球体係蹄では，一部足突起が保たれており，足突起の消失割合は0％となる。

2. FPE定量的評価の臨床応用

　FPEの定量的評価によって，一次性FSGSと適応性FSGSの鑑別が可能であることが報告されている[4]。

　我々のグループは，Deegensらの方法[2]とSethiらの方法[3]の両方法を用いて，一次性FSGSと一部の遺伝性FSGSの鑑別が可能であることを報告した[5]。詳細は4章で記述するが，一次性FSGSは適応性FSGSおよび遺伝性FSGSと比較して平均足突起幅は広く（図3），足突起の消失割合が高い（びまん性である）こと（図4）が確認された。固有腎生検の電顕でのFPEの定量的評価は，FSGSの病因診断に有用と考える[5]。

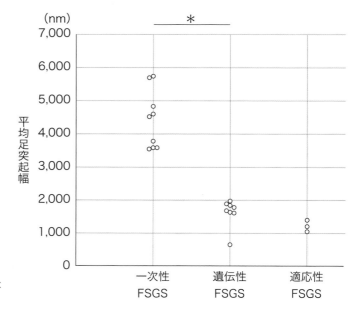

図3　Deegens ら[2]の方法により測定した平均足突起幅

一次性FSGSは遺伝性FSGSおよび適応性FSGSと
比較して平均足突起幅は広い。

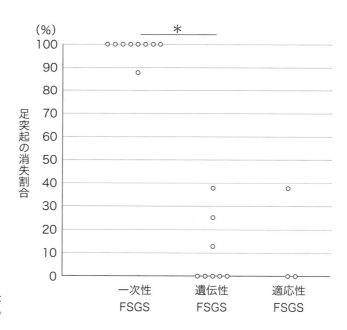

図4　Sethi ら[3]の方法により測定した足突起の消失割合

一次性FSGSは遺伝性FSGS および適応性FSGSと
比較して足突起の消失割合は高い（びまん性である）。

【文献】

1）Kriz W, Shirato I, Nagata M, LeHir M, Lemley KV. The podocyte's response to stress: the enigma of foot process effacement. Am J Physiol Renal Physiol 2013；304：F333-347.

2）Deegens JKJ, Dijkman HBPM, Borm GF, Steenbergen EJ, van den Berg J, Weening JJ, Wetzels JFM. Podocyte foot process effacement as a diagnostic tool in focal segmental glomerulosclerosis. Kidney Int 2008；74：1568-1576.

3）Sethi S, Zand L, Nasr SH, Glassock RJ, Fervenza FC. Focal and segmental glomerulosclerosis: clinical and kidney biopsy correlations. Clin Kidney J 2014；7：531-537.

4）Sethi S, Glassock RJ, Fervenza FC. Focal segmental glomerulosclerosis: towards a better understanding for the practicing nephrologist. Nephrol Dial Transplant 2015；30：375-384.

5）Ishizuka K, Miura K, Hashimoto T, Kaneko N, Harita Y, Yabuuchi T, Hisano M, Fujinaga S, Omori T, Yamaguchi Y, Hattori M. Degree of foot process effacement in patients with genetic focal segmental glomerulosclerosis: a single-center analysis and review ot the literature. Sci Rep 2021；11：12008.

1章 FSGS の疾患概念形成と最新の病因分類

2章 FSGS の病態

3章 FSGS の病理

第4章 FSGS の診断

第5章 FSGS の治療

| 第3章 | FSGSの病理 |

5. IgGの沈着

　一次性FSGS/MCDではIgGの有意な沈着はみられず，電顕でelectron dense deposit（EDD）もみられない[1]とされてきた。

　しかし，2022年Wattsら[2]のグループは，一部のMCD例でIgGの有意な沈着を認め，このIgGはネフリンに対する自己抗体であると初めて報告した。

　同年我々のグループも，腎移植後FSGS再発例において，血漿中に抗ネフリン抗体を確認し，1h生検でネフリンと共局在したIgGの沈着を認めた（図1）[3]。

　一方，図2で示すように，移植後1h生検を通常の蛍光顕微鏡で観察するとIgG沈着の確

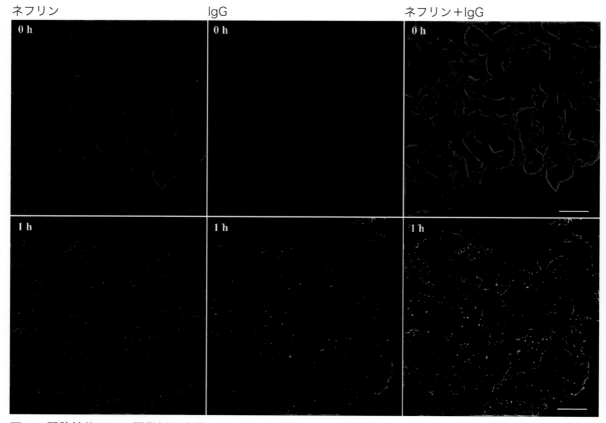

ネフリン　　　　　　　IgG　　　　　　ネフリン＋IgG

図1　腎移植後FSGS再発例の沈着したIgGとネフリンの共局在

腎移植後FSGS再発例の0h生検と1h生検の移植腎生検組織をSIM（structured illumination microscopy：構造化照明顕微鏡法）で観察したところ，1h生検でIgGの沈着（緑色）と，沈着したIgGとネフリン（赤色）の共局在（黄色）を認めた。スケールバー 10 μm

94

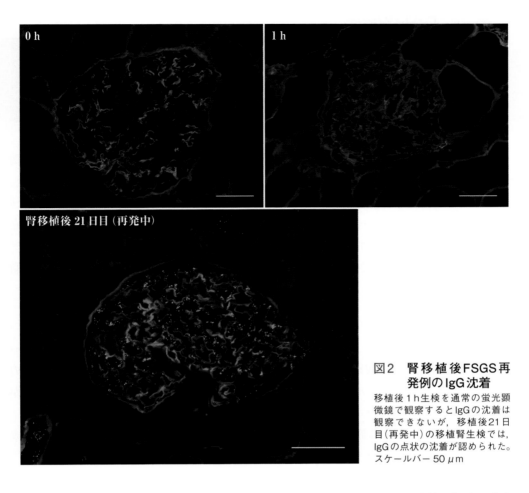

0 h

1 h

腎移植後21日目（再発中）

図2　腎移植後FSGS再発例のIgG沈着
移植後1h生検を通常の蛍光顕微鏡で観察するとIgGの沈着は観察できないが，移植後21日目（再発中）の移植腎生検では，IgGの点状の沈着が認められた。
スケールバー 50μm

認は難しいが，移植後21日目（再発中）の移植腎生検では，IgGの点状の沈着が観察できた。

　一次性FSGS/MCD例においてIgGの点状の沈着を認めた場合には，非特異的な所見ではなく有意な病理所見である可能性が高い。

【文献】
1) Jennette JC, Olson JL, Silva FG, D'Agati VD. Heptinstall's pathology of the kidney. 7th edition. Philadelphia：Wolters Kluwer, 2015
2) Watts AJB, Keller KH, Lerner G, Rosales I, Collins AB, Sekulic M, Waikar SS, Chandraker A, Riella LV, Alexander MP, Troost JP, Chen J, Fermin D, Yee JL, Sampson MG, Beck, Jr LH, Henderson JM, Greka A, Rennke HG, Weins A. Discovery of autoantibodies targeting nephrin in minimal change disease supports a novel autoimmune etiology. J Am Soc Nephrol 2022；33：238-252.
3) Hattori M, Shirai Y, Kanda S, Ishizuka K, Kaneko N, Ando T, Eguchi M, Miura K. Circulating nephrin autoantibodies and posttransplant recurrence of primary focal segmental glomerulosclerosis. Am J Transplant 2022；22：2478-2480.

6. Lipid-induced glomerular injury

　脂質異常症はネフローゼ症候群にみられる特徴的な病像であるにもかかわらず，長い間その病的意義，腎病変の発症・進展に及ぼす影響については注意が払われていなかった。しかし，1982年にMoorheadら[1]が，脂質異常症による腎障害惹起仮説（lipid nephrotoxicity仮説）を提唱して以来，脂質異常症と腎障害という研究テーマは大きな関心をよび，現在も多くの知見が集積され続けている[2]。

　本項では，腎病理で観察される腎糸球体内へのマクロファージの浸潤・泡沫細胞化と脂質沈着について解説する。

1. マクロファージ

　本章2項で記述したように，FSGSではマクロファージの浸潤（図1a）と浸潤マクロファージの泡沫細胞化（図1b）が観察できる。FSGSとマクロファージの病的関係が注目されたのは，カナダのMagilら[3]のグループと東北大学の斉藤喬雄先生ら[4,5]のグループの報告にさかのぼる。

　同時期に，種々の脂質異常症動物モデルで，マクロファージ浸潤と糸球体硬化病変形成過程の病的因果関係が明らかにされた[6]。

　我々のグループも脂質異常症による腎糸球体硬化病変形成過程の検討に有用な外因性高コレステロール血症（ExHC）ラットをみいだした[7,8]。このExHCラットはわが国で開発されたSD系ラット由来の食餌性高コレステロール血症易発性ラットである[9]。ExHCラットへの高脂肪食投与で，大動脈壁への脂質沈着像がみられることは知られていたが，腎病変

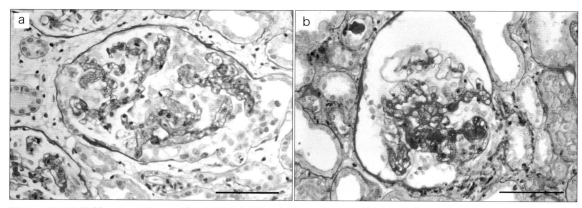

図1　CD68陽性マクロファージの浸潤と浸潤マクロファージの泡沫細胞化
酵素抗体法，スケールバー 50 μm

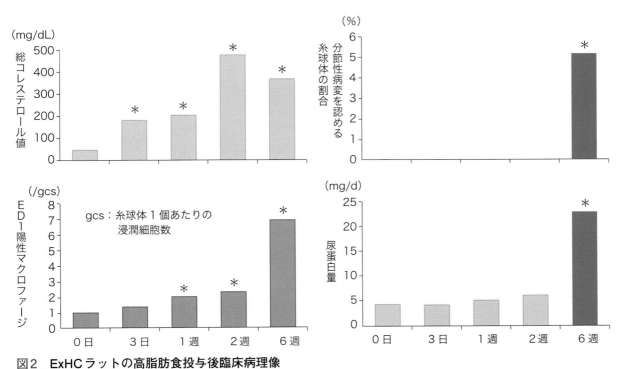

図2　ExHCラットの高脂肪食投与後臨床病理像
高脂肪食投与3日目には明らかな高コレステロール血症を呈し，投与1週目には有意な糸球体内へのED1陽性マクロファージの浸潤を認める。浸潤マクロファージは泡沫細胞化し，投与6週目には泡沫細胞の拡大・融合に伴う分節性病変が出現し，有意な蛋白尿の出現も認められる。*p＜0.01 vs. day 0

については検討されてこなかった。そこで我々が調べたところ，高脂肪食投与で高コレステロール血症を呈し，腎糸球体内へED1陽性マクロファージが浸潤・集積・泡沫細胞化し，泡沫細胞の拡大・融合に伴う糸球体分節性病変（糸球体係蹄の破壊，ボウマン嚢との癒着，分節性硬化），蛋白尿の出現が観察できた（図2，3）。以上から，ExHCラットは，脂質異常症による腎糸球体硬化病変形成過程におけるマクロファージの動態と病的意義を検討するうえで有用な動物モデルであると報告した[7, 8]。

そして，このExHCラットでマクロファージの浸潤・集積機序を検討し，マクロファージの浸潤に先立って，血管内皮細胞の接着分子（ICAM-1とVCAM-1）発現[10]，メサンギウム細胞とポドサイトのmacrophage-colony stimulating factor（M-CSF）発現，ポドサイトのmacrophage migration inhibitory factor（MIF）発現[11]の亢進が観察できた（図4）。このことから脂質異常症は，腎糸球体内の炎症性反応を介してマクロファージの浸潤に関与している可能性を報告した[12]。

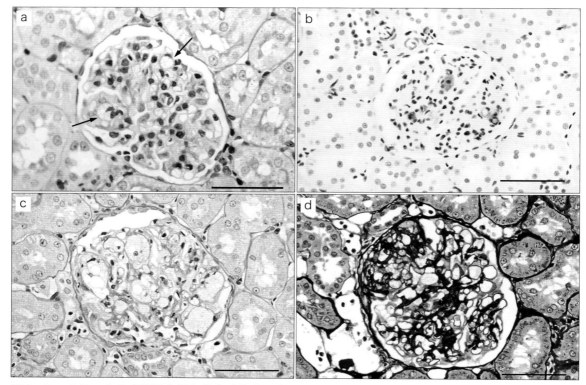

図3　ExHCラットの高脂肪食投与後糸球体光顕像

a：泡沫細胞の浸潤がみられる（高脂肪食投与4週目，PAS染色）。
b：泡沫細胞の大部分はED1陽性マクロファージである（酵素抗体法）。
c：泡沫細胞は数・大きさともに増加（高脂肪食投与8週目，PAS染色）
d：泡沫細胞の拡大・融合に伴う分節性病変が出現する（高脂肪食投与8週目，PAM染色）。
スケールバー50μm

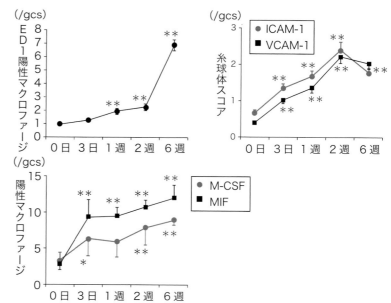

図4　ED1陽性マクロファージの糸球体内浸潤と糸球体内ICAM-1，VCAM-1，M-CSF，MIFのmRNA発現の時間的関係
文献12より引用

ICAM-1，VCAM-1，M-CSF，MIFのmRNA発現は，in situ hybridization法で確認した。
*P＜0.05，**P＜0.01 vs. day 0

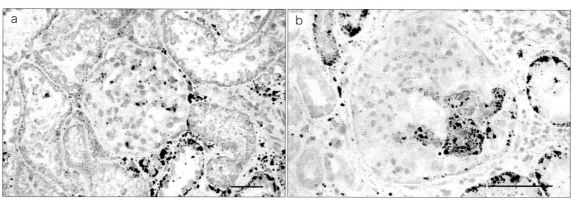

図5　頻回再発型MCDとFSGSの腎内脂質沈着像

a：MCD例は一部のメサンギウム細胞に脂質沈着像はみられるものの，糸球体内への明らかな脂質沈着は認められない。ズダン黒染色，スケールバー50μm

b：FSGS例では，虚脱した係蹄内やポドサイトに病的な脂質沈着を認める。ズダン黒染色，スケールバー50μm

2.　腎糸球体内脂質沈着

　　血漿脂質値が高いだけでは，病的な糸球体内脂質沈着は生じない。実際，家族性高コレステロール血症例で糸球体硬化病変はほとんどみられない。

　　病的な糸球体内脂質沈着を生ずる要因として，①糸球体構成細胞（内皮細胞，メサンギウム細胞，ポドサイト）の障害や糸球体構造の病的変化を認める場合，②脂質の質的異常（先天性脂質異常症や酸化LDL，酸化Lp（a），VLDLレムナントなど動脈硬化惹起性のリポ蛋白）が考えられる。

　　①の例として，頻回再発型MCDとFSGSの腎内脂質沈着像を図5に示す。MCDは一部のメサンギウム細胞に脂質沈着像はみられるものの，糸球体内への明らかな脂質沈着は認めない（図5a）。一方，FSGSでは，虚脱した係蹄内やポドサイトに病的な脂質沈着を認める（図5b）。そしてこの病的な脂質沈着部位にマクロファージは浸潤し，泡沫細胞化する（図1b）。

　　②の先天性脂質異常症（Fabry病，家族性レシチンコレステロールアシルトランスフェラーゼ（lecithin cholesterol acyl transferase：LCAT）欠損症，リポ蛋白糸球体症）についてはここでは述べないが，わが国から世界に発信された斉藤喬雄先生（東北大学，のちに福岡大学）ら[13]のリポ蛋白糸球体症の総説を参照いただきたい。

　　②のLDLやLp（a）の酸化には，メサンギウム細胞や浸潤マクロファージによる酸化が報告されている[14]。

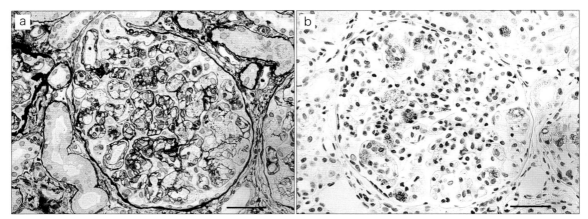

図6　アポリポ蛋白Eフェノタイプが E2/E3 であった症例の腎病理像

a：泡沫細胞が糸球体係蹄に充満しており，係蹄壁の二重化も認める。PAM染色，スケールバー 50 μm
b：泡沫細胞は CD68 陽性マクロファージである。酵素抗体法，スケールバー 50 μm

　　②のVLDLレムナントに関しては，アポリポ蛋白Eフェノタイプに留意する必要がある。アポEイソ蛋白のうちE3が野生型であり，E2とE4はその変異型である。E2はリポ蛋白受容体との親和性が低くVLDLが増加する。図6は尿異常と腎機能低下で当科に紹介された3歳男児の腎生検所見であるが，CD68陽性マクロファージ由来の泡沫細胞が糸球体係蹄に充満していた。アポリポ蛋白Eフェノタイプを調べたところE2/E3であった[15]。このように，腎生検で特異な泡沫細胞を認めた場合には，アポリポ蛋白Eフェノタイプを検索する必要がある。

【文献】

1) Moorhead JF, Chan MK, El-Nahas M, Varghese Z. Lipid nephrotoxicity in chronic progressive glomerular and tubulo-interstitial disease. Lancet 1982；2：1309-1311.

2) Agrawal S, Zaritsky JJ, Fornoni A, Smoyer WE. Dyslipidaemia in nephrotic syndrome: mechanisms and treatment. Nat Rev Nephrol 2018；14：57-70.

3) Magil AB, Cohen AH. Monocytes and focal glomerulosclerosis. Lab Invest 1989；61：404-409.

4) Saito T, Atkins RC. Contribution of mononuclear leucocytes to the progression of experimental focal glomerular sclerosis. Kidney Int 1990；37：1076-1083.

5) Saito T, Ootaka T, Sato H, Furuta T, Sato T, Soma J, Abe K, Yoshinaga K. Participation of macrophages in segmental endocapillary proliferation preceding focal glomerular sclerosis. J Pathol 1993；170：179-185.

6) Diamond JR. Analogous pathobiologic mechanisms in glomerulosclerosis and atherosclerosis. Kidney Int Suppl 1991；39：S29-34.

7) Hattori M, Yamaguchi Y, Kawaguchi H, Ito K. Characteristic glomerular lesions in the ExHC rat: A unique model for lipid-induced glomerular injury. Nephron 1993；63：314-322.

8) Hattori M, Ito K, Kawaguchi H, Yamaguchi Y. Probucol reduces renal injury in the ExHC rat. Nephron 1994；67：459-468.

9) 今井祥雄. 高脂血症（ExHC，SHCラット）. 疾患モデル動物ハンドブック. 医歯薬出版, 1979：88-92.

10) Hattori M, Nikolic-Paterson DJ, Lan HY, Kawaguchi H, Ito K, Atkins RC. Up-regulation of ICAM-1 and VCAM-1 expression during macrophage recruitment in lipid-induced glomerular injury in ExHC rats. Nephrology 1995；1：221-232.

11) Miyazaki K, Isbel NM, Lan HY, Hattori M, Ito K, Bacher M, Bucala R, Atkins RC, Nikolic-Paterson DJ. Up-regulation of macrophage colony-stimulating factor（M-CSF）and migration inhibitory factor（MIF）expression and monocyte recruitment during lipid-induced glomerular injury in the exogenous hypercholesterolemic（ExHC）rat. Clin Exp Immunol 1997；108：318-323.

12) Hattori M, Nikolic-Paterson DJ, Miyazaki K, Isbel NM, Lan HY, Atkins RC, Kawaguchi H, Ito K. Mechanisms of glomerular macrophage infiltration in lipid-induced renal injury. Kidney Int Suppl 1999；55：S47-50.

13) Saito T, Matsunaga A, Fukunaga M, Nagahama K, Hara S, Muso E. Apolipoprotein E-related glomerular disorders. Kidney Int 2020；97：279-288.

14) Schlondorff D. Cellular mechanisms of lipid injury in the glomerulus. Am J Kidney Dis 1993；22：72-82.

15) 薮内智朗, 三浦健一郎, 秋岡祐子, 富井裕治, 滝澤慶一, 宮部瑠美, 笹田洋平, 金子直人, 佐藤泰征, 橋本多恵子, 石塚喜世伸, 近本裕子, 服部元史. 糸球体に脂質沈着を認め末期腎不全に至った小児例. 日小児腎不全会誌 2017；37：226-229.

【文献】

1）Sethi S, Glassock RJ, Fervenza FC. Focal segmental glomerulosclerosis: towards a better understanding for the practicing nephrologist. Nephrol Dial Transplant 2015；30：375-384.

3. 一次性FSGSと遺伝性FSGSの鑑別

第3章4項で述べたように，一次性FSGSと遺伝性FSGSの鑑別に，電顕での足突起の消失の程度の評価が有用である[1]。

我々のグループの検討では，ネフローゼ症候群の有無，尿蛋白量，血清総蛋白濃度での一次性FSGSと遺伝性FSGSの鑑別は困難であった（図1）[1]。

一方，Sethiらの方法（3章4項参照），Deegensらの方法（3章4項参照）で評価したところ，一次性FSGSと遺伝性FSGSは明瞭に鑑別できた（図2）[1]。

我々のグループが検討した8例の遺伝性FSGSの病的遺伝子は，*NUP107*遺伝子変異が3例，*NUP93*遺伝子変異が1例，*WT1*遺伝子変異が2例，*LAMB2*遺伝子変異が1例，*INF2*遺伝子変異が1例であった。第2章4項で記述した遺伝性FSGS/SRNSの原因遺伝子の機能的分類でみると，①スリット膜関連分子は該当例なし，②アクチン細胞骨格関連分子は*INF2*遺伝子変異が1例，③核膜孔構成蛋白／転写因子は*NUP107*遺伝子変異が3例，*NUP93*遺伝子変異が1例，*WT1*遺伝子変異が2例，④ミトコンドリア関連分子は該当例なし，⑤基底膜関連分子は*LAMB2*遺伝子変異が1例，⑥その他は該当例なしであった[1]。

遺伝性FSGS/SRNSの原因遺伝子の機能的分類と足突起の消失の程度をまとめるため，文献レビュー（ただし，先天性・乳児ネフローゼ症候群関連論文は除いた）を実施し，2020年6月までに発表された25論文（review 1編，case series 2編，case report 22編）を抽出した（表）[1]。

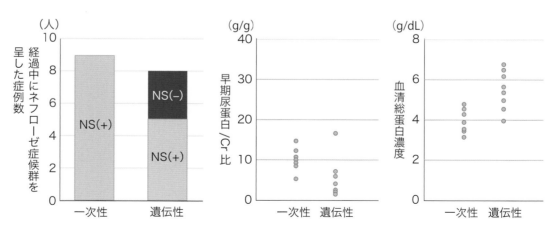

図1　一次性FSGSと遺伝性FSGSの臨床像の比較

文献1を参考に作成

ネフローゼ症候群の有無，尿蛋白量，血清総蛋白濃度で，一次性FSGSと遺伝性FSGSの鑑別は困難であった。

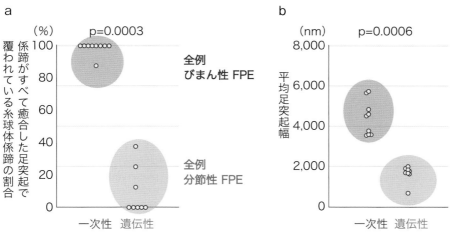

図2 固有腎生検電顕の足突起の消失の程度

文献1を参考に作成

a：Sethi らの方法[2]
b：Deegens らの方法[3]
一次性FSGSは，全例でびまん性FPE，遺伝性FSGSは全例で分節性FPEであった。

　スリット膜関連分子の遺伝子異常では，足突起の消失が1例を除いてびまん性であった。アクチン細胞骨格関連分子の遺伝子異常では，足突起の消失の程度が症例によってびまん性と分節性どちらもあった。一方，核膜孔構成蛋白／転写因子と基底膜関連分子の遺伝子異常では，1例（WT1遺伝子変異）を除いて足突起の消失が分節性であったことから，核膜孔構成蛋白／転写因子と基底膜関連分子の遺伝子異常による遺伝性FSGSの場合は，電顕での足突起の消失の評価により，一次性FSGSとの鑑別が可能ではないかと考えている[1]。

表1　遺伝性FSGS/SRNSの原因遺伝子の機能的分類と足突起の消失の程度

分類	遺伝子	タンパク	足突起の消失の程度*	文献
スリット膜関連分子	NPHS2	Podocin	extensive（2 cases）	1
			diffuse（2 cases）	2
			segmental	2
			extensive（2 cases）	3
	CD2AP	CD2-associated protein	widespread	4
	KIRREL1	kin of IRRE-like protein 1	extensive	5
	TRPC6	transient receptor potential cation channel, subfamily c, member 6	diffuse	6
			diffuse	7
			diffuse	8
アクチン細胞骨格関連分子	ACTN4	α-actinin 4	preserved	9
			extensive	10
			segmental	10
			segmental（4 cases）	11
			diffuse	12
	INF2	Inverted formin 2	focal	13
			segmental（2 cases）	14
			extensive	15
			diffuse	15
			segmental	自験例
核膜孔構成蛋白/転写因子	WT1	Wilms' tumor protein 1	segmental（2 cases）	自験例
			segmental	16
			extensive	17
			segmental	18
	NUP93	Nuclear pore complex protein NUP 93	partial（2 cases）	19
			segmental	自験例, 20
	NUP107	Nuclear pore complex protein NUP 107	segmental（2 cases）	自験例, 21
			segmental	自験例
基底膜関連分子	LAMB2	Laminin subunit β2	segmental	22
			segmental	自験例
	ITGA3	Integrin alpha-3	partial/abnormal	23
	COL4A3	Type IV collagen alpha 3	localized	24

*文献中の記述をそのまま記載した。自験例は本文文献1）。

【表中の文献】

1) Ardiles LG, et al. Late onset of familial nephrotic syndrome associated with a compound heterozygous mutation of the podocin-encoding gene. Nephrology 2005；10：553-556.

2) Lepori N, et al. Clinical and pathological phenotype of genetic causes of focal segmental glomerulosclerosis in adults. Clin Kidney J 2018；11：179-190.

3) Benetti E, et al. mRNA sequencing of a novel NPHS2 intronic mutation in a child with focal and segmental glomerulosclerosis. Saudi J Kidney Dis Transpl 2014；25：854-857.

4) Tsvetkov D, et al. A CD2AP mutation associated with focal segmental glomerulosclerosis in young adulthood. Clin Med Insights Case Rep 2016；14：15-19.

5) Solanki AK, et al. Mutations in KIRREL1, a slit diaphragm component, cause steroid-resistant nephrotic syndrome. Kidney Int 2019；96：883-889.

6) Liakopoulos V, et al. Familial collapsing focal segmental glomerulosclerosis. Clin Nephrol 2011；75：362-368.

7) Hofstra JM, et al. New TRPC6 gain-of-function mutation in a non-consanguineous Dutch family with late-onset focal segmental glomerulosclerosis. Nephrol Dial Transplant 2013；28：1830-1838.

8) Oo SZMWH, et al. Spontaneous remission of genetic, apparent primary, FSGS presenting with nephrotic syndrome challenges traditional notions of primary FSGS. J Nephrol 2021；34：255-258.

9) Kaplan JM, et al. Mutations in ACTN4, encoding α-actinin-4, cause familial focal segmental glomerulosclerosis. Nat Genet 2000；24：251-256.

10) Pollak MR, et al. A case of familial kidney disease. Clin J Am Soc Nephrol 2007；2：1367-1374.

11) Henderson JM, et al. Patients with ACTN4 mutations demonstrate distinctive features of glomerular injury. J Am Soc Nephrol 2009；20：961-968.

12）Kakajiwala AK, et al. Rapid progression to end-stage renal disease in a child with a sporadic ACTN4 mutation. Clin Nephrol Case Stud 2015；23：14-18.

13）Lee HK, et al. Variable renal phenotype in a family with an INF2 mutation. Pediatr Nephrol 2011；26：73-76.

14）Brown EJ, et al. Mutations in the formin gene INF2 cause focal segmental glomerulosclerosis. Nat Genet 2010；42：72-76.

15）Sanchez-Ares M, et al. A novel mutation, outside of the candidate region for diagnosis, in the inverted formin 2 gene can cause focal segmental glomerulosclerosis. Kidney Int 2013；83：153-159.

16）Li J, et al. WT1 mutation and podocyte molecular expression in a Chinese Frasier syndrome patient. Pediatr Nephrol 2007；22：2133-2136.

17）Benetti E, et al. A novel WT1 gene mutation in a three-generation family with progressive isolated focal segmental glomerulosclerosis. Clin J Am Soc Nephrol 2010；5：698-702.

18）Denamur E, et al. Mother-to-child transmitted WT1 splice-site mutation is responsible for distinct glomerular diseases. J Am Soc Nephrol 1999；10：2219-2223.

19）Baun DA, et al. Mutations in nuclear pore genes NUP93, NUP205, and XPO5 cause steroid resistant nephrotic syndrome. Nat Genet 2016；48：457-465.

20）Hashimoto T, et al. In vivo expression of NUP93 and its alteration by NUP93 mutations causing focal segmental glomerulosclerosis. Kidney Int Rep 2019；31：1312-1322.

21）Miyake N, et al. Biallelic mutations in nuclear pore complex subunit NUP107 cause early-childhood-onset steroid-resistant nephrotic syndrome. Am J Hum Genet 2015；97：555-566.

22）Mohney BG, et al. A novel mutation of LAMB2 in a multigenerational Mennonite family reveals a new phenotypic variant of Pierson syndrome. Ophthalmology 2011；118：1137-1144.

23）Nicolaou N, et al. Gain of glycosylation in integrin α 3 causes lung disease and nephrotic syndrome. J Clin Invest 2012；122：4375-4387.

24）Malone AF, et al. Rare hereditary COL4A3/COL4A4 variants may be mistaken for familial focal segmental glomerulosclerosis. Kidney Int 2014；86：1253-1259.

【文献】

1）Ishizuka K, Miura K, Hashimoto T, Kaneko N, Harita Y, Yabuuchi T, Hisano M, Fujinaga S, Omori T, Yamaguchi Y, Hattori M. Degree of foot process effacement in patients with genetic focal segmental glomerulosclerosis: a single-center analysis and review ot the literature. Sci Rep 2021；11：12008.

2）Sethi S, Zand L, Nasr SH, Glassock RJ, Fervenza FC. Focal and segmental glomerulosclerosis: clinical and kidney biopsy correlations. Clin Kidney J 2014；7：531-537.

3）Deegens JKJ, Dijkman HBPM, Borm GF, Steenbergen EJ, van den Berg J, Weening JJ, Wetzels JFM. Podocyte foot process effacement as a diagnostic tool in focal segmental glomerulosclerosis. Kidney Int 2008；74：1568-1576.

4. 一次性FSGSを示唆する臨床病理所見

FSGS例の腎移植後再発リスク因子として，以下の事項が報告されている[1~4]。

- 一次腎移植でFSGSが再発
- 発症年齢が6歳以上
- 腎代替療法開始年齢が12歳以上
- 白人とアジア人
- 発症から3年未満に末期腎不全に進行
- 女性
- メサンギウム細胞増多
- 生体腎移植
- 両側固有腎摘出
- 腎移植前の透析期間
- 初回ステロイド反応性
- 病初期の固有腎生検で微小変化

「一次腎移植でFSGSが再発」のみコンセンサスを確立しているが，その他の事項に関しては十分なコンセンサスを得られていない。その主たる理由は，二次性FSGSや遺伝性FSGSの除外が不十分なまま，FSGSの腎移植後再発リスク因子を検討したためと考えられる。

そこで，我々は全国7施設と共同し，二次性FSGSと遺伝性FSGSを除外したうえで腎移植後再発リスク因子を検討した（表）[5]。初回ステロイド治療 and/or 追加治療（免疫抑制薬 and/or 血漿交換療法，LDL吸着療法）で完全寛解または部分寛解が，腎移植後再発のリスク因子である（一次性FSGSである可能性が高い）ことが示された[5]。

表　腎移植後再発群と非再発群の臨床病理像の比較

文献5より翻訳して引用

	再発あり (n=22)		再発なし (n=14)		P値
性別：男性	14/22	(64%)	8/14	(57%)	0.74
発症年齢（歳）	3.9	(2.5, 6.5)	3.5	(2.3, 6.7)	0.86
初回固有腎生検組織型が微小変化群	13/22	(59%)	6/13	(46%)	0.50
初回ステロイド治療で完全寛解	8/22	(36%)	3/14	(21%)	0.47
初回ステロイド治療で完全寛解または部分寛解	11/22	(50%)	3/14	(21%)	0.16
初回ステロイド治療and/or追加治療*で完全寛解	12/22	(55%)	5/14	(36%)	0.32
初回ステロイド治療and/or追加治療*で完全寛解または部分寛解	19/22	(86%)	6/14	(43%)	0.01
末期腎不全にいたるまでの期間（年）	6.1	(2.0, 8.6)	2.5	(0.4, 3.7)	0.04
透析期間（年）	3.6	(1.1, 5.2)	4.1	(2.4, 5.8)	0.63
移植時年齢（歳）	14.5	(9.2, 20.0)	11.2	(8.5, 14.2)	0.22
生体腎移植	15/22	(68%)	11/14	(79%)	0.71
両側固有腎摘出	5/22	(23%)	5/14	(36%)	0.46
再発予防処置（リツキシマブand/or血漿交換）	15/22	(68%)	6/14	(43%)	0.18

*免疫抑制薬and/or血漿交換療法，LDL吸着療法
結果の一部は，median（IQR）で表記

【文献】

1) Bacchetta J, Cochat P. Primary disease recurrence-effects on paediatric renal transplantation outcomes. Nat Rev Nephrol 2015；11：371-384.

2) Ding WY, Koziell A, McCarthy HJ, Bierzynska A, Bhagavatula MK, Dudley JA, Inward CD, Coward RJ, Tizard J, Reid C, Antignac C, Boyer O, Saleem MA. Initial steroid sensitivity in children with steroid-resistant nephrotic syndrome predicts post-transplant recurrence. J Am Soc Nephrol 2014；25：1342-1348.

3) Bierzynska A, McCarthy HJ, Soderquest K, Sen ES, Colby E, Ding WY, Nabhan MM, Kerecuk L, Hegde S, Hughes D, Marks S, Feather S, Jones C, Webb NJA, Ognjanovic M, Christian M, Gilbert RD, Sinha MD, Lord GM, Simpson M, Koziell AB, Welsh GI, Saleem MA. Genomic and clinical profiling of a national nephrotic syndrome cohort advocates a precision medicine approach to disease management. Kidney Int 2017；91：937-947.

4) Pelletier JH, Kumar KR, Engen R, Bensimhon A, Varner JD, Rheault MN, Srivastava T, Straatmann C, Silva C, Davis TK, Wenderfer SE, Gibson K, Selewski D, Barcia J, Weng P, Licht C, Jawa N, Kallash M, Foreman JW, Wigfall DR, Chua AN, Chambers E, Hornik CP, Brewer ED, Nagaraj SK, Greenbaum LA, Gbadegesin RA. Recurrence of nephrotic syndrome following kidney transplantation is associated with initial native kidney biopsy findings. Pediatr Nephrol 2018；33：1773-1780.

5) Miura K, Ando T, Kanda S, Hashimoto T, Kaneko N, Ishizuka K, Hamada R, Hataya H, Hotta K, Gotoh Y, Nishiyama K, Hamasaki Y, Shishido S, Fujita N, Hattori M. Response to steroid and immunosuppressive therapies may predict post-transplant recurrence of steroid-resistant nephrotic syndrome. Pediatr Transplant 2022；26：e14103.

5. FSGS/SRNSの原因遺伝子検索の適応

FSGS/SRNSの原因遺伝子検索のフローチャート（私案）を図1に示す。

まず，二次性FSGSを除外する（本章第2項の二次性FSGSの診断を参照）。

次に，腎外症候の有無を確認する。第2章4項で記述したように，FSGSの病因診断の過程では，腎外症候から遺伝性FSGS/SRNSを疑うことが大切であり，全身的な腎外症候の検索は非常に重要である。多彩な腎外症候と対応する遺伝性FSGS/SRNSの原因遺伝子を，

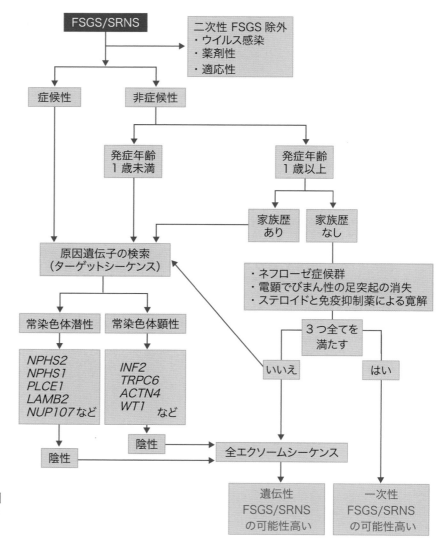

図1　FSGS/SRNSの原因遺伝子検索のフローチャート

部位別かつ症状・検査異常に分けて2章4項表2にまとめて示した。

腎外症候を認める症例（症候性）や非症候性でも発症年齢が1歳未満，すなわち先天性ネフローゼ症候群（生後3カ月以内の発症）や 乳児ネフローゼ症候群（生後4〜12カ月の発症），さらに発症年齢が1歳以上でも家族歴のある症例は原因遺伝子検索の適応となる[1]。

非症候性で発症年齢が1歳以上，そして家族歴がない症例に対する原因遺伝子検索については，25歳未満で発症したFSGS/SRNS症例は全例が次世代シーケンサーを用いた遺伝子解析の適応であるとされている[2]。しかし，次世代シーケンサーを用いた解析には一定の費用と労力を要すること，遺伝子変異検出率は25〜30%であること[1]，診療する全ての施設で遺伝カウンセリングの体制を整備することは困難なことから，真に原因遺伝子検索が必要な症例にしぼるため，臨床病理像の特徴を明らかにする必要がある。

本章1項，3項，4項で記述したように，一次性FSGSはネフローゼ症候群（高度蛋白尿と低アルブミン血症）を呈するが，遺伝性FSGSの場合には，原因遺伝子によってはネフローゼ症候群の定義を満たさない症例もあり，原因遺伝子の検索を考慮する[3〜5]。また一次性FSGSは電顕で足突起の消失はびまん性だが，それがみられない場合には，核膜孔構成蛋白／転写因子と基底膜関連分子の遺伝子異常の遺伝性FSGSの可能性が高い[6]。さらに初回ステロイド治療and/or追加治療（免疫抑制薬 and/or 血漿交換療法，LDL吸着療法）で完全寛解または部分寛解が得られなかった症例は，遺伝性FSGSの可能性が高い[7]。そのため，これら3つの事項のひとつでも満たさない場合は遺伝性FSGSの可能性があり，原因遺伝子検索の適応となると考える。一方，これら3つの事項を全て満たす場合は一次性FSGSの可能性が高い（presumed primary FSGS）。実際にこのフローチャートにしたがって原因遺伝子検索をおこなったところ，病的バリアントの検出率は約91%と高い検出率が得られた（図2）[8]。*NPHS2*（ポドシン：スリット膜関連分子）の遺伝子変異がほとんどみられない日本人には参考になると考えるが，*NPHS2*（ポドシン）の遺伝子変異が多い欧米人にこのフローチャートがうまくあてはまるかどうかについては検討が必要である。

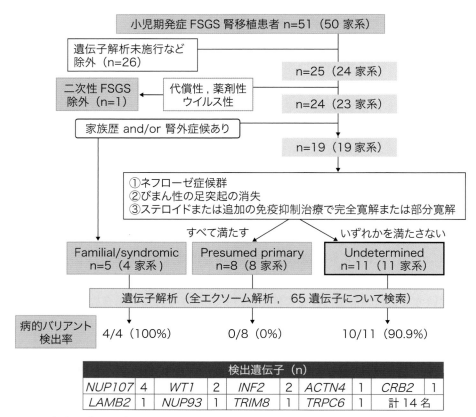

図2　臨床・病理評価に基づいて層別化したFSGSの腎移植レシピエントにおける
病的バリアントの検出率

文献8を参考に作成

【文献】
1）Warejko JK, Tan W, Daga A, Schapiro D, Lawson JA, Shril S, Lovric S, Ashraf S, Rao J, Hermle T, Jobst-Schwan T, Widmeier E, Majmundar AJ, Schneider R, Gee HY, Schmidt JM, Vivante A, van der Ven AT, Ityel H, Chen J, Sadowski CE, Kohl S, Pabst WL, Nakayama M, Somers MJG, Rodig NM, Daouk G, Baum M, Stein DR, Ferguson MA, Traum AZ, Soliman NA, Kari JA, El Desoky S, Fathy H, Zenker M, Bakkaloglu SA, Müller D, Noyan A, Ozaltin F, Cadnapaphornchai MA, Hashmi S, Hopcian J, Kopp JB, Benador N, Bockenhauer D, Bogdanovic R, Stajić N, Chernin G, Ettenger R, Fehrenbach H, Kemper M, Munarriz RL, Podracka L, Büscher R, Serdaroglu E, Tasic V, Mane S, Lifton RP, Braun DA, Hildebrandt F. Whole exome sequencing of patients with steroid-resistant nephrotic syndrome. Clin J Am Soc Nephrol 2018；13：53-62.
2）Mann N, Braun DA, Amann K, Tan W, Shril S, Connaughton DM, Nakayama M, Schneider R, Kitzler TM, van der Ven AT, Chen J, Ityel H, Vivante A, Majmundar AJ, Daga A, Warejko JK, Lovric S, Ashraf S, Jobst-Schwan T, Widmeier E, Hugo H, Mane SM, Spaneas L, Somers MJG, Ferguson MA, Traum AZ, Stein DR, Baum MA, Daouk GH, Lifton RP, Manzi S, Vakili K, Kim HB, Rodig NM, Hildebrandt F. Whole-exome sequencing enables a precision medicine approach for kidney transplant recipientes. J Am Soc Nephrol 2019；30：201-215.
3）Hashimoto T, Harita Y, Takizawa K, Urae S, Ishizuka K, Miura K, Horita S, Ogino D, Tamiya G, Ishida H, Mitsui T, Hayasaka K, Hattori M. In vivo expression of NUP93 and its alteration by NUP93 mutations causing focal segmental glomerulosclerosis. Kidney Int Rep 2019；4：1312-1322.
4）Kikkawa Y, Hashimoto T, Takizawa K, Urae S, Masuda H, Matsunuma M, Yamada Y, Hamada

K, Nomizu M, Liapis H, Hisano M, Akioka Y, Miura K, Hattori M, Miner JH, Harita Y. Laminin β2 variants associated with isolated nephropathy that impact matrix regulation. JCI Insight 2021；6：e145908.

5）Shirai Y, Miura K, Kaneko N, Ishizuka K, Endo A, Hashimoto T, Kanda S, Harita Y, Hattori M. A novel de novo truncating TRIM8 variant associated with childhood-onset focal segmental glomerulosclerosis without epileptic encephalopathy: a case report. BMC Nephrol 2021；22：417.

6）Ishizuka K, Miura K, Hashimoto T, Kaneko N, Harita Y, Yabuuchi T, Hisano M, Fujinaga S, Omori T, Yamaguchi Y, Hattori M. Degree of foot process effacement in patients with genetic focal segmental glomerulosclerosis: a single-center analysis and review ot the literature. Sci Rep 2021；11：12008.

7）Miura K, Ando T, Kanda S, Hashimoto T, Kaneko N, Ishizuka K, Hamada R, Hataya H, Hotta K, Gotoh Y, Nishiyama K, Hamasaki Y, Shishido S, Fujita N, Hattori M. Response to steroid and immunosuppressive therapies may predict post-transplant recurrence of steroid-resistant nephrotic syndrome. Pediatr Transplant 2022；26：e14103.

8）Miura K, Kaneko K, Hashimoto T, Ishizuka K, Shirai Y, Hisano M, Chikamoto H, Akioka Y, Kanda S, Harita Y, Yamamoto T, Hattori M. Precise clinicopathologic findings for application of genetic testing in pediatric kidney transplant recipients with focal segmental glomerulosclerosis/steroid-resistant nephrotic syndrome. Pediatr Nephrol 2023；38：417-429.

第 5 章

FSGS の治療

1. FSGSの病因分類に応じた治療

　FSGSの治療は，病因によって治療法が異なるため（表）[1, 2]，治療前，場合によっては治療開始後もFSGS例の病因を可能なかぎり把握することが肝要である。

　治療の基本として，一次性FSGSの場合は液性因子（第2章1項表を参照）の免疫抑制薬による産生抑制とアフェレシス療法による除去をおこなう。二次性FSGS（第1章3項表1を参照）では，病因がウイルス感染の場合は抗ウイルス薬，薬剤の場合は原因薬剤の中止，適応性の場合はアンジオテンシン変換酵素（ACE）阻害薬やアンジオテンシンⅡ受容体拮抗薬（ARB）による糸球体過剰濾過・糸球体高血圧の制御をおこなう。

　遺伝性FSGS（第2章4項を参照）のうち，ミトコンドリア関連分子の*COQ2*，*COQ6*，*COQ8*の病的バリアント症例では，コエンザイムQ10の経口補充療法が有効なことが示された[3]。なお，転写因子の*WT1*の病的バリアント症例では，カルシニューリン阻害薬の投与で約70％の症例に蛋白尿の減少がみられたとの報告があるが[4]，原則として遺伝性FSGSに対する副腎皮質ステロイドや免疫抑制薬の効果は期待できない。

表　FSGSの病因分類と治療

文献1，2を参考に作成

		治療
一次性		液性因子の産生抑制と除去
二次性	ウイルス	抗ウイルス治療
	薬剤	原因薬剤の中止
	適応性	糸球体過剰濾過・糸球体高血圧の制御
遺伝性		原因遺伝子に応じた治療

【文献】

1) Rosenberg AZ, Kopp JB. Focal segmental glomerulosclerosis. Clin J Am Soc Nephrol 2017；12：502-517.

2) De Vriese ASD, Sethi S, Nath KA, Glassock RJ, Fervenza FC. Differentiating primary, genetic, and secondary FSGS in adults: A clinicopathologic approach. J Am Soc Nephrol 2018；29：759-774.

3) Drovandi S, Lipska-Ziętkiewicz BS, Ozaltin F, Emma F, Gulhan B, Boyer O, Trautmann A, Xu H, Shen Q, Rao J, Riedhammer KM, Heemann U, Hoefele J, Stenton SL, Tsygin AN, Ng KH, Fomina S, Benetti E, Aurelle M, Prikhodina L, Schreuder MF, Tabatabaeifar M, Jankowski M, Baiko S, Mao J, Feng C, Liu C, Sun S, Deng F, Wang X, Clavé S, Stańczyk M, Bałasz-Chmielewska I, Fila M, Durkan AM, Levart TK, Dursun I, Esfandiar N, Haas D, Bjerre A, Anarat A, Benz MR, Talebi S, Hooman N, Ariceta G, PodoNet Consortium, mitoNET Consortium, CCGKDD Consortium, Schaefer F. Oral coenzyme Q10 supplementation leads to better preservation of kidney function in steroid-resistant nephrotic syndrome due to primary Coenzyme Q10 deficiency. Kidney Int 2022；102：604-612.

4) Malakasioti G, Inacu D, Tullus K. Calcineurin inhibitors in nephrotic syndrome secondary to podocyte gene mutations: a systematic review. Pediatr Nephrol 2021；36：1353-1364.

1章 FSGS の疾患概念形成と最新の病因分類

2章 FSGS の病態

3章 FSGS の病理

第4章 FSGS の診断

第5章 FSGS の治療

2. FSGS/SRNSの診断と治療

1. 小児特発性ネフローゼ症候群と免疫抑制薬（歴史的動向）

　小児特発性ネフローゼ症候群の治療成績は，1951年以降の副腎皮質ステロイドの導入[1]により，生命予後が飛躍的に向上した[2]（第1章1項のサイドメモ②参照）。

　アザチオプリン（AZP）とシクロホスファミド（CPM）の再発減少効果がランダム化比較試験（RCT）研究によって初めて検討されたのは，それぞれ1970年[3]と1974年[4]である。

　腎移植のシクロスポリン（CYA）の利用は，1983年に米国で，1985年にわが国で承認された。1986年からネフローゼ症候群にも臨床応用され，1988年にその優れた再発減少効果が報告された[5]。わが国でも1988年頃からCYAの臨床応用に関して報告されるようになり，効果と副作用（とくに腎毒性）に関する知見が集積された。1996年1月にネフローゼ症候群への効能・効果が追加承認された。また，2000年には，CYA（サンディミュン®）のマイクロエマルジョン製剤（ネオーラル®）が承認された。

　2000年頃から，過去のRCT研究のメタ解析が報告されるようになった。CPMは副腎皮質ステロイド単独治療に比べて明らかに再発減少効果を認めた。AZPは明らかな再発減少効果は認められず，CYAは明らかな再発減少効果が認められたものの，その効果はCPMとは異なり投与期間中に限られること（シクロスポリン依存性）が明らかにされた[6,7]。

　同年，わが国で開発された免疫抑制薬のミゾリビン（MZ）に関して，その有効性を最大限に引き出すためには，従来量（4 mg/kg/d，分2）では不十分な可能性が報告された[8]。そののち，高用量（7〜10 mg/kg/d，分1）または高用量ミゾリビンパルス投与の有効性が報告された[9]。

　2003年頃から，小児特発性ネフローゼ症候群に対するミコフェノール酸モフェチル（MMF）の有効性が報告され，米国での多施設共同研究では小児頻回再発型ネフローゼ症候群に対するMMF有効性も示された[10]。

　リツキシマブは，ヒトB細胞表面に発現するCD20抗原に結合するマウス-ヒトキメラ型モノクローナル抗体で，悪性リンパ腫の治療薬として，米国では1997年に，わが国では2001年に承認された分子標的治療薬である。小児特発性ネフローゼ症候群に対する治療効果は2004年の報告[11]が最初で，そののちの症例報告を経て，2008年のフランスの多施設共同研究により，小児特発性ネフローゼ症候群に対する有効性が示された[12]。わが国でも医師主導治験がおこなわれ，小児難治性ネフローゼ症候群（頻回再発型あるいはステロイド依存性）に対する有効性が報告され[13]，2014年には効能・効果が追加承認された。

1) CYAが臨床導入される1980年代半ば以前のSRNSに対する治療

CYAが臨床導入される1980年代半ば以前は，有効な治療法がなかった。唯一，米国のMendozaら[14]のグループから，繰り返すステロイドパルス療法with/withoutシクロホスファミド治療プロトコール（表1）が提案され，一定の効果が確認されてきた[15]。この成果は，本章4項で後述するSRNSに対するステロイドパルス療法に繋がった。

表1　Tune-Mendozaプロトコール

文献14より引用

週	メチルプレドニゾロン(M-PSL)	プレドニゾロン
1	30 mg/kg 1日おき(×3)	None
2	30 mg/kg 1日おき(×3)	None
3〜10	30 mg/kg 週	2 mg/kg 1日おき
11〜18	30 mg/kg 1週おき	2 mg/kg 1日おき
19〜52	30 mg/kg 月	2 mg/kg 1日おき
53〜78	30 mg/kg 4週ごと	2 mg/kg 1日おき

2) SRNSに対するCYAの導入

1993年，イタリアのPonticelliら[16]のグループがRCTにより，SRNSに対するCYAの効果を初めて報告した。1994年には，フランスのNiaudetら[17]のグループからSRNSに対するCYAの有効性が報告され，さらに米国のTejaniら[18]のグループから高用量シクロスポリン治療の効果が報告された。この成果は，本章4項で後述するSRNSに対するカルシニューリン阻害薬治療に繋がった。

2. 小児特発性ネフローゼ症候群の治療反応性，免疫抑制薬の適応，治療経過

小児特発性ネフローゼ症候群の治療反応性，免疫抑制薬の適応，臨床経過を図1に示す[19]。また，小児と成人では治療反応性による分類や呼称に違いがみられる。それらを表2にまとめて示す[19]。

治療の第1選択薬は副腎皮質ステロイドで，これにより約80〜90％が寛解にいたる［ステロイド感受性ネフローゼ症候群(steroid-sensitive nephrotic syndrome：SSNS)]。しかし，再発の頻度が高いことが問題であり，とくに頻回再発型・ステロイド依存性ネフローゼ症候群では副腎皮質ステロイドの長期大量投与に伴う副作用が問題になる。再発の減少と副腎皮質ステロイドの減量・中止を期待して免疫抑制薬①が使用される（図1）。免疫抑制薬の投与で副腎皮質ステロイドの大幅な減量・中止が可能となるが，副腎皮質ステロイドから離脱できない症例も少なからずみられ，これらは難治性の頻回再発型・ステロイド依存性ネフローゼ症候群とよばれている（図1，表2）。

ステロイド抵抗性ネフローゼ症候群も寛解を目指して免疫抑制薬が使用されるが（図1），免疫抑制薬を投与しても寛解にいたらない症例があり，これらは難治性のステロイド抵抗性ネフローゼ症候群とよばれている（図1，表2）。

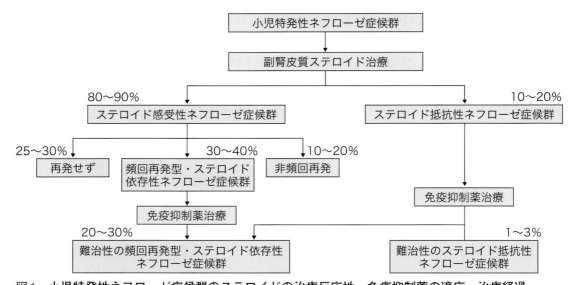

図1　小児特発性ネフローゼ症候群のステロイドの治療反応性，免疫抑制薬の適応，治療経過

文献19より引用

割合（％）は全ネフローゼ症候群に対するおおよその比率を示す。

表2　ネフローゼ症候群の治療反応による分類（小児と成人の違い）

文献19より引用

	小児	成人
治療反応による分類		
ステロイド抵抗性	副腎皮質ステロイドを4週間以上連日投与しても完全寛解しない	十分量の副腎皮質ステロイドのみで治療し，1カ月後の判定で完全寛解または不完全寛解I型にいたらない
難治性ネフローゼ症候群	・ステロイド感受性のうち，標準的な免疫抑制薬治療では寛解を維持できず，頻回再発型やステロイド依存性のままで，副腎皮質ステロイドから離脱できない（難治性の頻回再発型・ステロイド依存性ネフローゼ症候群） ・ステロイド抵抗性のうち，標準的な免疫抑制薬治療では完全寛解しない（難治性のステロイド抵抗性ネフローゼ症候群）	副腎皮質ステロイドと免疫抑制薬を含むさまざまな治療を6カ月間おこなっても完全寛解または不完全寛解I型にいたらない
ステロイド依存性	副腎皮質ステロイド減量中または中止後14日間以内に2回連続して再発	副腎皮質ステロイドを減量または中止後に再発を2回以上繰り返し，副腎皮質ステロイドを中止できない
頻回再発型	①初回寛解後6カ月間以内に2回以上再発または ②任意の12カ月以内に4回以上再発	6カ月間に2回以上再発
長期治療依存型		2年間以上継続して副腎皮質ステロイド，免疫抑制薬などで治療

不完全寛解I型：0.3 g/d≦尿蛋白＜1.0 g/d

> ### 📎 サイドメモ
>
> #### ①免疫抑制薬の選択
>
> 　現在，わが国で頻回再発型・ステロイド依存性ネフローゼ症候群に保険適用されている免疫抑制薬は，CYA，CPM，リツキシマブである。
>
> 　病勢(再発のしやすさ)より，①〜④のように選択される。
>
> ①頻回再発型ネフローゼ症候群では，CYAとCPMが同等に考慮される。
>
> ②ステロイド依存性ネフローゼ症候群に対するCPMの治療効果は不十分なため，CYAが選択される。
>
> ③難治性の頻回再発型・ステロイド依存性ネフローゼ症候群に対しては，リツキシマブの投与が考慮される。
>
> ④保険適用外ではあるが，頻回再発型・ステロイド依存性ネフローゼ症候群に対する治療として，MMFも考慮される。

3. FSGS/SRNSに対する治療

　前述したように，初発時副腎皮質ステロイド治療で完全寛解しないものをSRNSと診断する(図1)。

1) 小児特発性ネフローゼ症候群の診断基準

　小児特発性ネフローゼ症候群の診断基準は，国際小児腎臓病研究班(ISKDC)の定義を用いる[20]。

①持続する高度蛋白尿(夜間蓄尿で40 mg/h/m^{2}以上または早朝尿で尿蛋白クレアチニン比2.0 g/gCr以上)

②低アルブミン血症(血清アルブミン2.5 g/dL以下)

　①と②を同時に満たし，明らかな原因疾患がないものを小児特発性ネフローゼ症候群と定義する。

　この時点で二次性FSGSをできるだけ鑑別しておく必要がある。

2) 初発時治療

　初発時のステロイド治療は，ISKDC法をおこなう。具体的には，プレドニゾロンを60 mg/m^2/dまたは2 mg/kg/d(最大60 mg/d)分1〜3で連日4週間投与する[20]。

3) 腎生検

　初発時の治療反応性からSRNSと診断された場合，腎生検による病理組織診断をおこない，この時点で，膜性腎症などの糸球体腎炎の可能性を除外しておくことが重要である[20]。小児SRNSの組織病型は，微小変化型とFSGSに大別される。しかしこれらの組織病型からは説明できない光顕病理像[21]や，第3章4項で記述した電顕での足突起の消失がびまん性か分節性かによって，ポドサイト関連遺伝子異常(スリット膜関連遺伝子や細胞骨格関連遺伝子は除く)によるSRNSを疑う場合もある[22]。

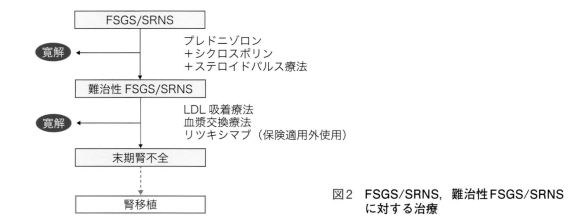

図2　FSGS/SRNS，難治性FSGS/SRNS
に対する治療

4）遺伝学的検査

　SRNS症例は遺伝学的検査を実施するのが望ましいとされている[20]。しかし，次世代シーケンサーを用いた解析には一定の費用と労力を要すること，遺伝子変異検出率は25〜30%であること，診療する全ての施設で遺伝カウンセリングの体制を整備することは困難である。FSGS/SRNSの原因遺伝子検索のフローチャート（第4章5項図1を参照）で記述したように，二次性FSGSを除外したうえで，症候の有無，発症年齢，家族歴，そして3つのファクター（ネフローゼ症候群の有無，電顕でびまん性の足突起の消失の有無[22]，副腎皮質ステロイドと免疫抑制薬による寛解の有無[23]）を考慮すると病的バリアントの検出率が高くなる[24]。

5）FSGS/SRNSの治療

　FSGS/SRNSに対する治療を図2に示す。プレドニゾロンにCYAを併用することが推奨されている[20]。また，ステロイドパルス療法とCYAの併用は寛解導入に有効な可能性がある[20]。この治療によって，約80%の症例が治療開始後4〜6カ月以内に不完全寛解以上の効果が得られたとされている[20]。

6）難治性FSGS/SRNSの診断と治療

　FSGS/SRNSのうち，前述の標準的な免疫抑制薬治療（CYAとステロイドパルス療法の併用療法）で完全寛解しない場合には，難治性FSGS/SRNSと診断する[20]。

　難治性FSGS/SRNSに対する治療を図2に示す。LDL吸着療法や血漿交換療法は，発症早期の治療で有効な場合がある[20]。難治性FSGS/SRNSに対するLDL吸着療法は，わが国から発信された治療法であり[25]，近年，国際的にも認知されつつある[26]。

　また，リツキシマブは保険適用外使用となるが，単独使用よりステロイドパルス療法やCYAとの併用が効果的であるとされている[20]。なお，リツキシマブを使用する際には，腎生検で二次性ネフローゼ症候群を除外し，また遺伝子異常がないことを確認してからの慎重な投与が望ましい[20]。

【文献】

1) Arneil GC, Lam CN. Long-term assessment of steroid therapy in childhood nephrosis. Lancet 1966；2：819-821.

2) Arneil GC. The nephrotic syndrome. Pediatr Clin North Am 1971；18：547-559.

3) Abramowicz M, Arneil GC, Barnett HL, Barron BA, Edelmann Jr CM, Gordillo-P G, Greifer I, Hallman N, Kobayashi O, Tiddens HA. Controlled trial of azathioprine in children with nephrotic syndrome. Lancet 1970；1：959-961.

4) Report of the International Study of Kidney Disease in children. Prospective, controlled trial of cyclophosphamide therapy in children with nephrotic syndrome. Lancet 1974；2：423-427.

5) Tejani AT, Butt K, Trachtman H, Suthanthiran M, Rosenthal CJ, Khawar MR. Cyclosporine A induced remission of relapsing nephrotic syndrome in children. Kidney Int 1988；33：729-734.

6) Durkan AM, Hodson EM, Willis NS, Craig JC. Immunosuppressive agents in childhood nephrotic syndrome: a meta-analysis of randomized controlled trials. Kidney Int 2001；59：1919-1927.

7) Latta K, von Schnakenburg C, Ehrich JH. A meta-analysis of cytotoxic treatment for frequently relapsing nephrotic syndrome in children. Pediatr Nephrol 2001；16：271-282.

8) Yoshioka K, Ohashi T, Sakai T, Ito H, Yoshikawa N, Nakamura H, Tanizawa T, Wada H, Maki S. A multicenter trial of mizoribine compared with placebo in children with frequently relapsing nephrotic syndrome. Kidney Int 2000；58：317-324.

9) Kawasaki Y, Hosoya M, Kobayashi S, Ohara S, Onishi N, Takahashi A, Isome M, Suzuki H. Oral mizoribine pulse therapy for patients with steroid-resistant and frequently relapsing steroid-dependent nephrotic syndrome. Nephrol Dial Transplant 2005；20：2243-2247.

10) Hogg RJ, Fitzgibbons L, Bruick J, Bunke M, Ault B, Baqi N, Trachtman H, Swinford R. Mycophenolate mofetil in children with frequently relapsing nephrotic syndrome: A report from the Southwest Pediatric Nephrology Study Group. Clin J Am Soc Nephrol 2006；1：1173-1178.

11) Benz K, Dotsch J, Rascher W, Stachel D. Change of the course of steroid-dependent nephrotic syndrome after rituximab therapy. Pediatr Nephrol 2004；19：794-797.

12) Guigonis V, Dallocchio A, Baudouin V, Dehennault M, Camus CHL, Afanetti M, Groothoff J, Llanas B, Niaudet P, Nivet H, Raynaud N, Taque S, Ronco P, Bouissou F. Rituximab treatment for severe steroid- or cyclosporine- dependent nephrotic syndrome: a multicentric series of 22 cases. Pediatr Nephrol 2008；23：1269-1279.

13) Iijima K, Sako M, Nozu K, Mori R, Tuchida N, Kamei K, Miura K, Aya K, Nakanishi K, Ohtomo Y, Takahashi S, Tanaka R, Kaito H, Nakamura H, Ishikura K, Ito S, Ohashi Y, Rituximab for Childhood-onset Refractory Nephrotic Syndrome (RCRNS) Study Group. Rituximab for childhood-onset, complicated, frequently relapsing nephrotic syndrome or steroid-dependent nephrotic syndrome: a multicentre, double-blind, randomised, placebo-controlled trial. Lancet 2014；384：1273-1281.

14) Mendoza SA, Reznik VM, Griswold WR, Krensky AM, Yorgin PD, Tune BM. Treatment of steroid-resistant focal segmental glomerulosclerosis with pulse methylprednisolone and alkylating agents. Pediatr Nephrol 1990；4：303-307.

15) Tune BM, Mendoza SA. Treatment of the idiopathic nephrotic syndrome: Regimens and outcomes in children and adults. J Am Soc Nephrol 1997；8：824-832.

16) Ponticelli C, Rizzoni G, Edefonti A, Altieri P, Rivolta E, Rinaldi S, Ghio L, Lusvarghi E, Gusmano R, Locatelli F, Pasquali S, Castellani A, Casa-Alberighi OD. A randomized trial of cyclosporine in steroid- resistant idiopathic nephrotic syndrome. Kidney Int 1993；43：1377-1384.

17) Niaudet P. Treatment of childhood steroid-resistant idiopathic nephrosis with a combination of cyclosporine and prednisone. J Pediatr 1994；125：981-986.

18) Ingulli E, Singh A, Baqi N, Ahmad H, Moazami S, Tejani A.Aggressive, long-term cyclosporine therapy for steroid-resistant focal segmental glomerulosclerosis. J Am Soc Nephrol 1995；5：1820-1825.

19) 厚生労働科学研究費補助金難治性疾患等政策研究事業（難治性疾患政策研究事業）難治性腎障害に関する調査研究班編．腎疾患の移行期医療支援ガイド―IgA腎症・微小変化型ネフローゼ症候群―，東京医学社，2019, P40～45.

20) 日本小児腎臓病学会監修．小児特発性ネフローゼ症候群診療ガイドライン2020．診断と治療社，2020.

21) Hashimoto T, Harita Y, Takizawa K, Urae S, Ishizuka K, Miura K, Horita S, Tamiya G, Ishida H, Mitsui T, Hayasaka K, Hattori M. In vivo expression of NUP93 and its alteration by NUP93 mutations causing

focal segmental glomerulosclerosis. Kidney Int Rep 2019 ; 4 : 1312-1322.

22）Ishizuka K, Miura K, Hashimoto T, Kaneko N, Harita Y, Yabuuchi T, Hisano M, Fujinaga S, Omori T, Yamaguchi Y, Hattori M. Degree of foot process effacement in patients with genetic focal segmental glomerulosclerosis: a single-center analysis and review of the literature. Sci Rep 2021 ; 11 : 12008.

23）Miura K, Ando T, Kanda S, Hashimoto T, Kaneko N, Ishizuka K, Hamada R, Hataya H, Hotta K, Gotoh Y, Nishiyama K, Hamasaki Y, Shishido S, Fujita N, Hattori M. Response to steroid and immunosuppressive therapies may predict post-transplant recurrence of steroid- resistant nephrotic syndrome. Pediatr Transplant 2022 ; 26 : e14103.

24）Miura K, Kaneko K, Hashimoto T, Ishizuka K, Shirai Y, Hisano M, Chikamoto H, Akioka Y, Kanda S, Harita Y, Yamamoto T, Hattori M. Precise clinicopathologic findings for application of genetic testing in pediatric kidney transplant recipients with focal segmental glomerulosclerosis/steroid-resistant nephrotic syndrome. Pediatr Nephrol 2023 ; 38 : 417-429.

25）Hattori M, Chikamoto H, Akioka Y, Nakakura H, Ogino D, Matsunaga A, Fukazawa A, Miyakawa S, Khono M, Kawaguchi H, Ito K. A combined low-density lipoprotein apheresis and prednisone therapy for steroid-resistant primary focal segmental glomerulosclerosis in children. Am J Kidney Dis 2003 ; 42 : 1121-1130.

26）Raina R, Krishnappa V. An update on LDL apheresis for nephrotic syndrome. Pediatr Nephrol 2019 ; 34 : 1655-1669.

3. 難治性FSGS/SRNS（腎移植後再発を含む）に対するアフェレシス

1. LDL吸着療法

　難治性FSGS/SRNSに対するLDL吸着療法[①]は，1988年に酒井聡一先生（東京慈恵会医科大学）ら[1]のグループが，難治性FSGS/SRNSに対する新しい治療法として，合併した脂質異常症の改善を目的に二重濾過血漿分離交換法（double filtration plasmapheresis：DFPP）とLDL吸着療法の併用療法を試み，良好な治療効果（腎機能の改善ならびに蛋白尿の減少）を初めて報告したことにさかのぼる[1]。

　そののち，多くの施設が同様の治療効果を報告し，1992年に多施設共同研究成績がまとめられ[2]，同年に保険適用された。

1）成人の成績

　武曾恵理先生（京都大学のちに北野病院）は，成人の難治性FSGS/SRNSに対するLDL吸着療法の有用性を精力的に検討してきた。武曾先生を筆頭に腎と脂質研究会が中心となって，1999〜2004年の間にLDL吸着療法が実施された難治性FSGS/SRNS41例を解析した。治療2年後の状態は完全寛解が41％，不完全寛解が21％と報告した[3]。さらに同研究会は2007年から前向きコホート研究（Prospective Observational Survey on the Long-Term Effects of LDL Aheresis on Drug-Resistant Nephrotic Syndrome：POLARIS）を実施し，難治性FSGS/SRNS44例に対するLDL吸着療法終了直後，および2年後の効果を検討した。治療終了直後には53.1％の症例で蛋白尿の減少がみられ，2年後の状態は完全寛解25.0％，不完全寛解22.7％）であったと報告している[4〜6]。

2）小児の成績

　小児難治性FSGS/SRNSに対するLDL吸着療法の成績については，1989年の我々のグループの報告にさかのぼる[7]。12歳の男性症例で腎機能障害が進行していたためLDL吸着療法を試みたところ，高コレステロール血症の著明な改善（700 mg/dLから250 mg/dLへ減少）を認めた。それに伴い，蛋白尿の減少は認めなかったものの腎機能の改善（血清Cr値：2.9 mg/dLから1.7 mg/dLへ減少）が認められた[7]。

　そののちの治療経験[8]も踏まえて，治療プロトコールを作成し，前向き研究を開始した（図1）。1991〜1998年までの間に本プロトコールで治療した小児例のうち，①腎生検でFSGSと診断されている，②副腎皮質ステロイド（プレドニゾロン2 mg/kg/d，8週間連日投与）抵抗例，③シクロスポリン（CYA）（5.0 mg/kg/d前後，12〜16週投与）抵抗例，④LDL吸着療法開始時にネフローゼ症候群を呈して著明な脂質異常症を認めている，①〜④の条件を満たした11例を対象にLDL吸着療法の治療効果について検討した[9]。

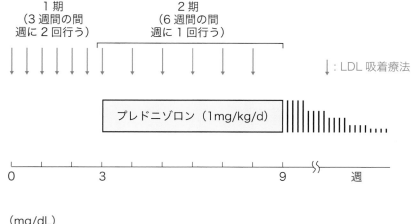

図1　LDL吸着療法＋ステロイド併用療法の治療プロトコール

文献9を参考に作成
LDL吸着療法単独の治療効果をみるため最初の3週間はLDL吸着療法のみを実施し，そののちプレドニゾロン（1 mg/kg/d）を併用投与した。

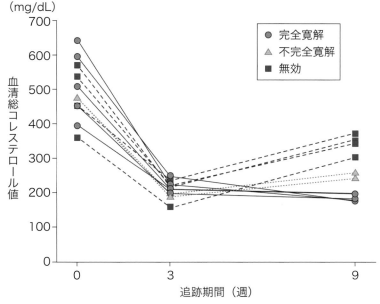

図2　LDL吸着療法による高コレステロール血症の改善

文献9を参考に作成
LDL吸着療法によって高コレステロール血症は明らかに改善した。

　この結果，LDL吸着療法によって高コレステロール血症の著明な改善はみられたものの（図2），図3に示すように，LDL吸着療法単独では蛋白尿減少効果は認めなかった。副腎皮質ステロイド（プレドニゾロン1 mg/kg/d，6週間連日投与）を併用することで，7/11例が寛解状態となり，うち5例で完全寛解（CR）が得られた。一方，LDL吸着療法＋ステロイド併用療法で全く効果が得られなかった4例の腎機能予後は不良で，全例が末期腎不全（ESKD）に陥った（図4）。CR群5例とESKD群4例の間でLDL吸着療法＋ステロイド併用療法開始時の臨床病理像を比較したところ，図5に示すように，CR群はESKD群に比べて，尿蛋白選択性（selectivity index：SI）が有意に良好であり（0.05 ± 0.02 vs. 0.25 ± 0.04，$P =$ 0.012），また尿細管間質病変も軽微であった。

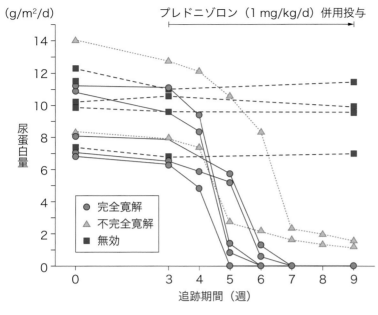

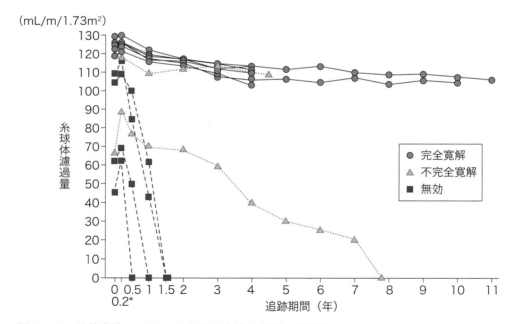

図3　LDL 吸着療法＋ステロイド併用
　　　療法の効果：蛋白尿

文献9を参考に作成

LDL 吸着療法単独では蛋白尿減少効果はみられな
かったが，プレドニゾロン（1 mg/kg/d）を併用投
与したところ，5/11 例で完全寛解，2/11 例で不
完全寛解が認められた。残りの4/11 例は無効で
あった。

図4　LDL 吸着療法＋ステロイド併用療法の効果：腎機能

文献9を参考に作成

LDL 吸着療法＋ステロイド併用療法で完全寛解が得られた5例と不完全寛解が得られた2例中1例は，長期間にわ
たり腎機能は良好に保たれた。一方，無効例4例は短期間で透析導入となった。

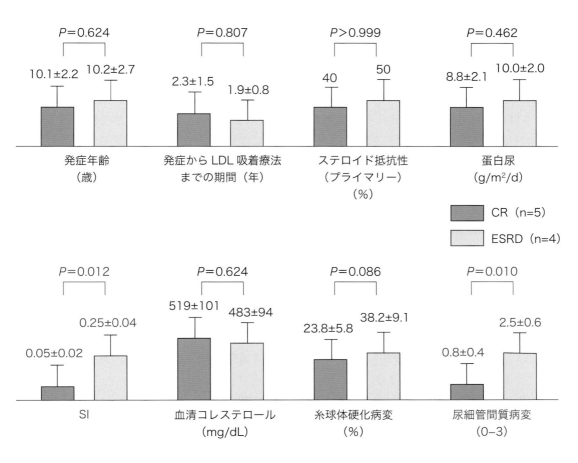

図5　LDL吸着療法＋ステロイド併用療法で完全寛解（CR）が得られた症例と治療無効で末期腎不全（ESKD）に進行した症例の臨床病理像の比較

文献9を参考に作成

CR例はESKD例と比較して，尿蛋白選択性（selectivity index：SI）は有意に良好で，また尿細管間質病変は有意に軽微であった。

3）LDL吸着療法の効果機序

　LDL吸着療法の効果機序は明らかではない。しかし，第3章6項で記述したように，難治性FSGS/SRNSに合併した脂質異常症を制御する意義は大きく，マクロファージの浸潤抑制や腎糸球体内への脂質沈着の軽減効果が期待される[10]。さらに，血小板機能亢進状態ならびに凝固・線溶系異常の改善[1]，腎内脂質メディエーター異常の是正（腎内トロンボキサンA_2産生亢進状態の是正など）[8]，副腎皮質ステロイドやCYAの反応性改善[9, 11]などが報告されている。

　LDL吸着療法による腎機能改善効果の機序に関して，LDL吸着療法開始から効果発現までの時間が比較的短いこと（LDL吸着療法開始後2週目頃から腎機能の改善がみられる場合が多い），またin vivoの動物実験で脂質異常症（とくに酸化LDL）によるトロンボキサンA_2を介した腎血流量ならびに腎糸球体濾過量の減少が確認されている[12]ことなどから，脂質

異常症に伴う腎内血管作働性物質のバランス異常の是正が考えられる[8]。

　蛋白尿に関しては，LDL吸着療法単独では明らかな減少効果はみられなかったものの，副腎皮質ステロイドを併用することで有意な蛋白尿減少効果がみられた。この現象により，LDL吸着療法によってステロイド感受性が改善する可能性がある[9]。同様な現象は他施設でも経験があり，また in vitro の実験において脂質異常状態がステロイド感受性を阻害することが報告されている[13]。さらにLDL吸着療法によってシクロスポリン感受性も改善される可能性が示されている[11]。実際，小児MCD/一次性FSGSにおいて，シクロスポリン反応性を規定する因子は高コレステロール血症であるとして，コレステロール値に応じたCYA投与量の調節が必要との報告がある[14]。

4) LDL吸着療法の米国での動向(小児)

　米国では2013年に吸着型血漿浄化器リポソーバー LA-15[®]が米国食品医薬品局(Food and Drug Administration：FDA)に承認され，難治性FSGS/SRNSに対するLDL吸着療法の有効性が認識され始めている[15, 16]。2022年の症例報告では，1/5例で完全寛解，3/5例で不完全寛解，1/5例は無効であったと報告されている。注目すべきは，今回の対象症例は副腎皮質ステロイド，カルシニューリン阻害薬に加えてリツキシマブにも無効であったことである[17]。さらにLDL吸着療法によってリツキシマブ感受性が改善した症例も報告されており[17]，興味深い知見である。

5) 難治性FSGS/SRNSに対するLDL吸着療法の位置づけ

　日常臨床では，ステロイド抵抗性，シクロスポリン抵抗性で難治性と判断されたFSGS/SRNS症例のなかに，LDL吸着療法でステロイド感受性やシクロスポリン感受性が改善してレスキューされる(寛解導入される)症例が少なからず存在する。難治性FSGS/SRNS症例に対して，LDL吸着療法＋ステロイドand/or CYA併用療法を早期から積極的に実施する意義は大きい。なお，その治療効果の予測には，尿蛋白選択性が有用な指標になるのではないかと考えている[9]。

📎 サイドメモ

①LDL吸着療法

　LDL吸着療法で使用される吸着型血漿浄化器リポソーバー LA-15®は，マイナス荷電をもったデキストラン硫酸をセルロースビーズ表面に化学的に固定しており，血漿中のLDL，VLDL，Lp（a）に含まれるアポ蛋白Bのプラス荷電とデキストラン硫酸のマイナス荷電との静電的相互作用により，LDL，VLDL，Lp（a）を選択的に吸着する（図1）。

　回路図を図2に示すが，プライミングボリュームは少なくとも285 mLとなるため，30 kg以上の小児への実施が安全である。2個の吸着器は，血漿処理量600 mLごとに吸着と賦活が繰り返され，目標血漿処理量になるまで治療を継続する。アフェレシス技術の詳細は日本アフェレシス学会のアフェレシス技術マニュアル2021[1]を参照していただきたい。

【文献】
1）時任義臣，岩本ひとみ，古賀伸彦．血漿吸着法：吸着型血漿浄化器リポソーバー．日アフェレシス会誌 2021；40：512-519.

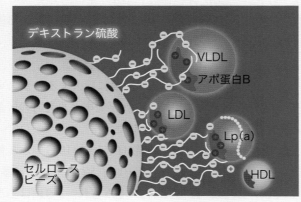

図1　リポソーバーの吸着メカニズム

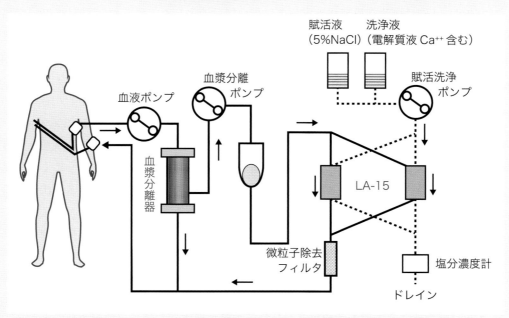

図2　LDL吸着療法（リポソーバー LA-15®システム）の回路図

2. 血漿交換療法

　第1章2項で記述したように，腎移植後FSGS再発例に対して血漿交換療法[①]が試みられたのは1981年[18]にさかのぼる。以来，腎移植後FSGS再発例に対する第一選択の治療として世界中で知見が集積されてきた。一方，固有腎の難治性FSGS/SRNSに対する血漿交換療法の報告はきわめて限られている。その理由ははっきりしないが，液性因子が未同定のため血漿交換療法を積極的に実施するモチベーションが上がらない，バスキュラーアクセスの確保など侵襲的かつ手間のかかる治療法である，治療効果が予測できない（不確定である）などが考えられる。

　ここでは，自施設での経験をもとに，難治性FSGS/SRNSに対する血漿交換療法について考えてみたい。

1) 腎移植後FSGS再発に対する血漿交換療法の治療経験

　第1章2項で記述したように，我々のグループが腎移植後FSGS再発に対して初めて血漿交換療法を実施したのは1989年[19]である。以来，試行錯誤を繰り返しながら腎移植後FSGS再発に対する治療をおこなってきた。

a. 予防的血漿交換療法の導入

　川口　洋先生（現在は常磐病院名誉院長）[20]は「液性因子を腎移植前に除去するのがよいのではないか」と考え，1991年から予防的血漿交換療法を開始した。再発率と再発時の尿蛋白量から，予防的血漿交換療法はある程度有効ではないかと報告した[21]。

　当時の免疫抑制プロトコールは，CYAかタクロリムス水和物（FK506）（1996年から使用可能）＋アザチオプリン（AZP）かミゾリビン（MZ）＋副腎皮質ステロイドの3剤で，腎移植2日前から服用を開始した。腎移植後FSGS再発は9/21例（42.9％）でみられ，1/9例は脳出血で死亡，1例は血漿交換療法の実施前に蛋白尿は消失した。残りの6/7例（85.7％）で治療的血漿交換療法は有効であったが，部分寛解を得るまでの治療回数は症例によって大きく異なっていた（最小6回最多100回以上）。残りの1例は，血漿交換療法に加えて高用量CYAとシクロホスファミド（CPM）を投与したが，蛋白尿の減少は得られなかった[21]。

　2000年にミコフェノール酸モフェチル（MMF），2001年にバシリキシマブ（BXM）が使えるようになり，2002年以降の腎移植症例の免疫抑制プロトコールは，FK506＋MMF＋副腎皮質ステロイド＋BXMの4剤となった。しかし，予防的血漿交換療法を実施しても腎移植後FSGS再発例はみられた。自施設の経験では治療的血漿交換療法でうまくコントロールできた症例もあれば[22]，治療的血漿交換療法に加えてステロイドパルス療法をおこなっても全く無効で，短期間で移植腎機能が廃絶した症例もある[23]。

　このようにFK506＋MMF＋ステロイド＋BXMの4剤＋予防的かつ治療的血漿交換療法＋ステロイドパルス療法が全く効かない症例も存在する[23]。

b. 予防的血漿交換療法＋リツキシマブ＋免疫抑制薬プロトコールの導入

　自施設に7歳女性の二次生体腎移植が依頼された[24]。患者は①腎移植後FSGS再発による移植腎廃絶，②両側内頸静脈と左鎖骨下静脈の閉塞，右鎖骨下静脈の狭窄のため，術前

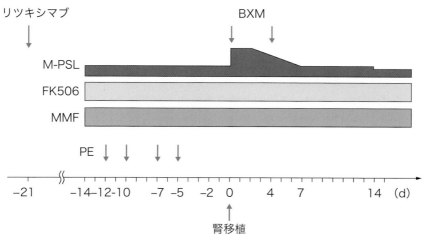

図6　腎移植後FSGS再発に対する予防的血漿交換療法＋リツキシマブ＋免疫抑制薬プロトコール
生体腎移植3週前にリツキシマブ1回375 mg/m^{2}投与，続いて，2週前よりメチルプレドニゾロン（M-PSL），タクロリムス水和物（FK506），ミコフェノール酸モフェチル（MMF）の3剤開始，移植時にはバシリキマブ（BXM）投与，そして血漿交換療法（PE）は術前4回実施（術前12日，10日，7日，5日）する。

の中心静脈ラインの確保が困難，③静脈の閉塞（②）の影響で特異な側副血行路を形成しており，術中の血管クランプやデクランプで血行動態が大きく変化する可能性，④抗HLA（human leukocyte antigen：ヒト白血球抗原）抗体陽性など，多くのリスクを抱えていた。

　治療プロトコールの作成の前に，過去の類似症例をさかのぼった。参考にした知見を列挙する。

・腎移植後FSGS再発が原因で，移植腎機能が廃絶した症例の二次腎移植の再発率は，ほぼ100%であった[25]。
・FK506＋MMF＋副腎皮質ステロイド＋BXM＋予防的かつ治療的血漿交換療法＋ステロイドパルス療法が全く効かない症例もある[23]。
・腎移植後FSGS再発が原因で移植腎機能が廃絶し，二次腎移植に進んだ6例に対して，予防的血漿交換療法をおこなった。免疫抑制プロトコールはFK506＋MMF＋ステロイド＋BXMか抗ヒト胸腺細胞ウサギ免疫グロブリンである。3例は再発し，治療的血漿交換療法を実施したが，うち2例は移植腎機能が廃絶，残りの1例も移植腎機能低下状態であった[26]。
・FK506＋MMF＋ステロイド＋BXM＋予防的かつ治療的血漿交換療法抵抗性の腎移植後FSGS再発例にリツキシマブを投与したところ，寛解導入できた症例の報告があった[27]。

　以上を勘案し，2008年に予防的血漿交換療法にリツキシマブ治療を加えた治療プロトコール（図6）を作成した。

　この治療プロトコールを作成する際には，ABO血液型不適合腎移植において従来から実施されてきた脾臓摘出のかわりに，リツキシマブを投与するTydenら[28]のグループの治療

プロトコールを参考にした。（ちなみに，この治療プロトコールは，ABO血液型不適合腎移植の進展に大きな役割を果たした[29]）。具体的には，生体腎移植3週前にリツキシマブ1回375 mg/m²投与，続いて，2週前よりメチルプレドニゾロン（M-PSL），FK506，MMFの3剤開始，移植時にはBMX投与，そして血漿交換療法は術前4回実施（術前12日，10日，7日，5日）とした（図6）。なお，予防的血漿交換療法の回数は多いほど（5回以上）再発が少ないと報告されていたが[30]，保険診療が可能な最大回数の4回とした。

この治療プロトコールで二次生体腎移植（ドナーは祖父）に臨んだが，再発は認めず，また重篤な感染症や特段の合併症もなく無事に退院し，36カ月経過した時点で経過は良好であると報告した[31]。

c. 予防的血漿交換療法＋リツキシマブ＋免疫抑制薬プロトコールの効果

図6で示した治療プロトコールで再発予防治療をおこなっても，移植直後から再発した症例を複数経験している。うち1例は治療的血漿交換療法で不完全寛解を維持できたが[32]，治療的血漿交換療法や治療的リツキシマブ投与が無効で，移植後1.7年で透析再導入となった症例[33]も経験している。

単一施設では症例数が限られているため，全国7施設（北海道大学病院，東京女子医科大学病院，東京都立小児総合医療センター，東邦大学医療センター大森病院，日本赤十字社愛知医療センター名古屋第二病院，あいち小児保健医療総合センター，九州大学病院）で本プロトコールの有用性を検討している。2002～2018年の期間中に腎移植を実施し，二次性FSGSと遺伝性FSGS，さらに遺伝子検査未実施例を除外し，限りなく一次性FSGSと考えられる15例を選別した。この15例のうち6例で再発予防治療が実施されており，残りの9例は実施されていなかった。この2つの群で腎移植後FSGS再発を調べたところ，再発予防治療実施群は2/6例（33.3%），再発予防治療未実施群は6/9例（66.7%）と再発予防治療実施群で再発が少ない傾向がみられた（論文作成中）。

一方，英国では，4例（うち2例は腎移植後FSGS再発による移植腎機能廃絶のために二次生体腎移植をおこなった）で本プロトコールの有効性を検証した。4例全てで再発し，治療的血漿交換療法で3例が寛解したものの，1例は無効で腎移植後5カ月で移植腎機能が廃絶したとして，本プロトコールの有効性を否定している[34]。

治療のターゲット（液性因子）が定まっていない現状では，図6に示した治療プロトコールの見直しは難しい。液性因子が抗ネフリン抗体[35]であれば（第2章1項を参照），抗ネフリン抗体価をモニターしながら，患者個々に応じた再発予防治療がおこなえるのではないかと考えている。たとえば，腎移植前の免疫抑制薬の開始時期を14日前よりさらに早くする，免疫抑制薬の投与量を見直す，ステロイドパルス療法をおこなう，血漿交換療法の回数を増やす，免疫吸着療法を導入する，リツキシマブ以外の新規薬剤の導入を考慮するなどである。

2) 腎移植後FSGS再発例に対する治療的血漿交換療法を軸とした治療の効果

腎移植後FSGS再発例に対する治療的血漿交換療法は，血漿交換療法単独での効果を評

価することが困難である。理由としては，免疫抑制プロトコール（免疫抑制薬の種類や投与量，腎移植前からの開始時期）が移植年代で異なる，FSGS再発予防治療プロトールが施設で異なる，献腎移植では再発予防治療ができない，再発治療として治療的血漿交換療法のほかにステロイドパルス療法，高用量シクロスポリン療法，リツキシマブ治療などが併用される（ただし，施設で治療法は異なり，リツキシマブ治療が開始されたのは最近である）などがあげられる。

ここでは，我々のグループの検討結果[36]をもとに，適宜，文献的考察を加えて，腎移植後再発治療の効果について考察する。

a. 東京女子医科大学腎臓小児科の治療経験[36]

1993〜2018年の間に56例のFSGS（発症年齢は16歳未満に限定）に腎移植を実施したが，そのうち16例でFSGSが再発した（なお，再発しなかった症例のなかには再発予防治療が奏効した症例も含まれる）。

a-1. 16例の臨床所見と腎移植関連情報

16例の臨床所見と腎移植関連情報を表1に示す[36]。

免疫抑制薬について，症例3以降は1996年に導入されたFK506を使用している。症例6以降はMMFを使用している。症例7以降は，BXM＋FK506＋MMF＋副腎皮質ステロイドの4剤となっている。

当施設では1991年から予防的血漿交換療法を導入しているため，献腎移植の4例（症例2，8，9，11）以外は予防的血漿交換療法が実施されている（ただし，血漿交換療法の回数は図6の予防治療プロトコール開始までは2〜3回，予防治療プロトコール開始後も症例14はバスキュラーアクセス不良のため2回で終了）。

図6の予防治療プロトコールは症例13以降で実施されたが，症例15は術前の経過で重症感染症の既往があったため予防的リツキシマブ治療は実施していない。

このように，単一施設の検討でも，移植年代，献腎移植，個々の状況で，免疫抑制療法や予防的治療は異なるため，再発治療の有効性を評価する際のバイアスになる。

a-2. 16例のFSGS再発状態，治療的血漿交換療法，血漿交換療法以外の治療，治療反応性

16例の腎移植後FSGS再発状態，治療的血漿交換療法，血漿交換療法以外の治療，治療反応性を表2に示す[36]。

移植直後（中央値は移植後1日）に高度蛋白尿（中央値は23.1 g/d）が認められ，治療的血漿交換療法は3例（症例9，13，16）以外は腎移植後20日以内に開始された。症例9は献腎移植で移植腎機能の発現（高度蛋白尿の顕性化）に時間を要したため腎移植後43日目から，症例13は移植直後の高度蛋白尿が一旦軽快したものの，そののち再度増悪したため腎移植後53日目から，症例16は移植直後に消化管出血を合併したため腎移植後27日目から治療的血漿交換療法が開始された。

治療的血漿交換療法は4例（症例3〜6）を除いて隔日で実施され，血漿交換療法の回数と治療期間は，それぞれ2回から112回，2日から41.1カ月と症例によって大きく異なっていた。

表1　臨床所見と腎移植関連情報

患者	性	発症年齢（歳）	初回ステロイド治療反応性	発症から末期腎不全までの期間（年）	腎移植前の透析療法	腎移植時年齢（歳）	生体腎／献腎	腎移植時導入治療	免疫抑制薬	予防的血漿交換療法（回数）	予防的リツキシマブ
1	M	8.7	CR	4.1	PD	15.5	LD	ALG	CYA, MZ, M-PSL	2	
2	M	2.9	CR	3.1	PD	9.8	DD	ALG	CYA, AZP, M-PSL	0	
3	F	7.1	CR	2.0	PD	12.5	LD	ALG	FK506, AZP, M-PSL	3	
4	M	8.9	CR	7.9	HD	16.9	LD	DSG	FK506, MZ, M-PSL	3	
5	F	2.2	NR	2.5	PD	10.0	LD	—	FK506, MZ, M-PSL	3	
6	F	2.1	NR	0.8	PD	5.0	LD	—	FK506, MMF, M-PSL	3	
7	F	6.8	NR	2.8	HD	12.7	LD	BXM	FK506, MMF, M-PSL	3	
8	M	5.3	NR	2.2	PD	8.1	DD	BXM	FK506, MMF, M-PSL	0	
9	M	1.3	CR	2.9	PD	6.5	DD	BXM	FK506, MMF, M-PSL	0	
10	F	2.2	NR	7.5	PD	17.5	LD	BXM	FK506, MMF, M-PSL	2	
11	M	4.0	CR	1.1	PD	8.1	DD	BXM	FK506, MMF, M-PSL	0	
12	M	3.5	CR	7.4	HD	24.9	LD	BXM	FK506, MMF, M-PSL	2	
13	M	2.6	NR	5.7	PD	9.9	LD	BXM	FK506, MMF, M-PSL	4	Yes
14	F	11.4	NR	3.9	PD	17.3	LD	BXM	FK506, MMF, M-PSL	2	Yes
15	M	1.3	NR	7.7	PD	13.0	LD	BXM	FK506, MMF, M-PSL	4	No*
16	F	1.7	PR	0.5	PD	7.2	LD	BXM	FK506, MMF, M-PSL	4	Yes
Median (IQR)		3.2 (2.1~7.0)		3 (2.1~7.0)		11.3 (8.1~16.6)				3 (1~3)	

CR：完全寛解，PR：部分寛解，NR：無効，HD：血液透析，PD：腹膜透析，LD：生体腎移植，DD：献体腎移植，ALG：抗リンパ球グロブリン，DSG：デオキシスパガリン，BXM：バシリキシマブ，CYA：シクロスポリン，MZ：ミゾリビン，M-PSL：メチルプレドニゾロン，AZP：アザチオプリン，FK506：タクロリムス水和物，MMF：ミコフェノール酸モフェチル，IQR：四分位範囲
＊：重症感染症の既応があったため，投与せず

　　治療的血漿交換療法以外の追加治療は，ステロイドパルス療法が12例，治療的リツキシマブ治療が3例，アンジオテンシン変換酵素（ACE）阻害薬かアンジオテンシンⅡ受容体拮抗薬（ARB）投与が11例でおこなわれていた。なお，当施設では高用量CYA治療は腎毒性の懸念からおこなっていない。

表2　FSGS再発状態，治療的血漿交換療法，血漿交換療法以外の治療，治療反応性

患者	再発までの期間（d）	再発時の最高尿蛋白量（g/d）	尿蛋白選択性（selectivity index）	再発から治療的血漿交換療法開始までの期間（d）	治療的血漿交換療法のスケジュール	治療的血漿交換療法の回数	治療的血漿交換療法の期間	治療的血漿交換療法以外の治療 ステロイドパルス療法のクール数	治療的リツキシマブ投与（回数）	その他	治療反応性	寛解導入までの期間（月）
1	1	3.9	0.14	7	隔日	11	1.2カ月	0		ACEI	PR	0.2
2	1	32.2	0.34	0	隔日	51	10.3カ月	3		ACEI	NR	
3	1	66.3	0.17	0	連日	32	13.2カ月	3		ACEI	NR	
4	1	70.0	データなし	1	連日	26	13.4カ月	1		ACEI	NR	
5	2	4.9	0.14	0	連日	3	3日	0		−	CR	0.1
6	3	17.2	0.15	0	連日	2	2日	1		−	PR	0.1
7	1	24.7	0.25	0	隔日	21	5.0カ月	2		ARB	NR	
8	1	17.9	0.12	4	隔日	14	2.3カ月	0		−	PR	3.3
9	1	6.4	0.24	43	隔日	2	2日	2		−	PR	0.6
10	1	35.4	データなし	7	隔日	20	4.0カ月	0		ARB	PR	4.0
11	3	6.1	0.07	20	隔日	5	0.5カ月	0		ARB	CR	1.0
12	1	22.0	0.22	2	隔日	42	14.0カ月	10	1	ARB	NR	
13	1	24.1	0.06	53	隔日	5	0.4カ月	2	No	−	PR	3.0
14	1	9.5	0.17	20	隔日	112	41.1カ月	3	6	ARB	PR	24.6
15	1	49.1	0.10	13	隔日	31	5.5カ月	1	No	ARB	PR	5.5
16	1	57.3	0.18	27	隔日	56	18.7カ月	3	1	ARB	NR	
Median (IQR)	1 (1～1)	23.1 (7.2～45.7)	0.16 (0.12～0.23)	6 (0～20)		21 (5～40)	4.5カ月 (0.4～13.4)	2 (0～3)				2 (0.2～4.4)

ACEI：ACEI阻害薬，ARB：アンジオテンシンⅡ受容体拮抗薬，PR：部分寛解，CR：完全寛解，IQR：四分位範囲

　これらの治療の結果，寛解が得られたのは10例，無効例は6例であり，腎移植後FSGS再発例に対する治療的血漿交換療法を軸とした治療の有効率は10/16例（62.5％）であった[36]。無効例6例のうち4例（症例2，3，4，7）はリツキシマブ治療が可能な時期以前の症例であったため，もしおこなっていればもう少し有効率は高かったかもしれない。

　フランスの多施設共同研究報告によれば，109例の腎移植後FSGS再発例に対して，治療的血漿交換療法＋高用量CYA治療によって79/109例（72.5％）が寛解し，無効例30/109例（27.5％）のうち19例にリツキシマブ治療をおこなったところ11/19例（57.9％）で寛解が，全体でみると90/109例（82.6％）で寛解が得られたとされている[37]。

a-3. 治療反応例の寛解までの期間

　治療反応例10例の寛解までの期間は0.1～24.6カ月であったが（**表2**），**図7**に示すように，過去の報告も含めて寛解までの期間を調べてみると治療的血漿交換療法を開始して2カ月以内，遅くても6カ月以内に寛解に入ることが明らかとなった[36]。

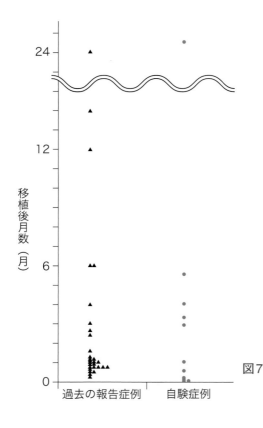

図7　治療反応例の治療的血漿交換療法開始から寛解にいたるまでの期間
文献36より翻訳して引用

　一方，少数ではあるが12カ月以上の長期にわたり治療的血漿交換療法が必要な症例（治療的血漿交換療法依存性）も存在する。治療的血漿交換療法依存性の症例に対して治療的リツキシマブ投与が有効なことが，前述のフランスからの報告で示されている[37]。

a-4. 寛解例と無効例の移植腎機能の比較

　寛解例と無効例の移植腎機能を比較したところ，寛解例と比べて無効例の移植腎機能は明らかに不良であった（図8）[36]。

　固有腎のFSGSにおいて，寛解例の腎機能予後がよいことは以前から報告されており[38]，腎移植後FSGS再発治療においても寛解を目指して治療する必要がある。

a-5. 寛解例と無効例の臨床像の比較（治療反応性の予測）

　寛解例と無効例の臨床像の比較を表3に示す。

　寛解例は無効例と比べて再発時の尿蛋白量は少なく，さらに尿蛋白選択性は良好であった[36]。

　尿蛋白量の多寡が治療反応性の予測に有用であることは報告されていたが[39]，腎移植後FSGS再発の領域では初めて予測に有用である可能性を示した[36]。なお，我々のグループは前述したステロイドおよびシクロスポリン抵抗性の難治性FSGSに対するLDL吸着療法おいても，治療反応性の予測に尿蛋白選択性が有用あることを報告している[9]。

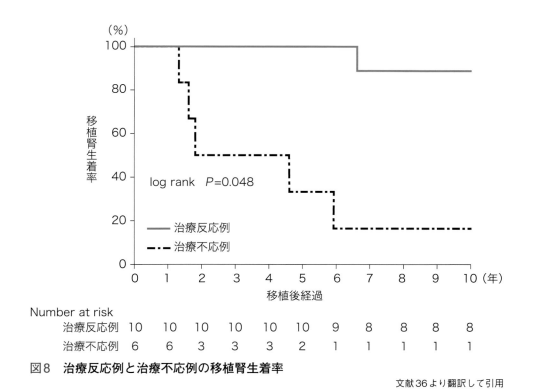

図8　治療反応例と治療不応例の移植腎生着率

文献36より翻訳して引用

表3　寛解例と無効例の臨床像の比較

	寛解例，n=10	無効例，n=6	P値*
発症年齢（歳）(median, IQR)	2.4（1.9〜6.2）	5.2（2.6〜7.6）	0.356
発症から末期腎不全までの期間（年）(median, IQR)	3.4（1.9〜6.2）	3.0（1.6〜7.5）	0.957
腎移植時年齢（歳）(median, IQR)	10.0（7.7〜16.0）	12.6（9.2〜18.9）	0.551
生体腎移植, n（%）	7（70.0%）	5（83.3%）	1.000
予防的血漿交換療法, n（%）	7（70.0%）	5（83.3%）	1.000
予防的リツキシマブ治療, n（%）	2（20.0%）	1（16.7%）	1.000
再発までの期間（d）(median, IQR)	1（1〜2）	1（1〜1）	0.176
再発時最高蛋白尿量（g/d）(median, IQR)	13.4（5.8〜26.9）	44.8（24.0〜67.2）	0.015
尿蛋白選択性（selectivity index）(median, IQR)	0.14（0.09〜0.16）	0.22（0.18〜0.30）	0.013
再発から治療的血漿交換療法開始までの期間（d）(median, IQR)	10（3〜26）	1（0〜8）	0.110
連日の治療的血漿交換療法, n（%）	2（20.0%）	2（33.3%）	0.604
治療的リツキシマブ, n（%）	1（10.0%）	2（33.3%）	0.518

*Fisher's exact test かMann–Whitney U-test で統計解析を実施した

a-6.　治療的血漿交換療法＋ステロイドパルス療法＋リツキシマブ無効例（超難治性腎移植後FSGS再発例）

　治療的血漿交換療法＋ステロイドパルス療法＋リツキシマブが無効で透析導入にいたった2例を経験している。透析導入は，移植後14カ月（症例12）と移植後19カ月（症例16）であった。

　フランスの報告[40]でも，治療的血漿交換療法＋高用量CYA治療が無効の10症例にリツキシマブ治療をおこなったところ，5例で寛解が得られたが，残りの5例は無効，そのうち3例が透析導入で，透析導入時期は9カ月，13カ月，144カ月であった。

　このように，治療的血漿交換療法＋リツキシマブ治療＋その他の免疫抑制治療に抵抗性を示し，腎移植後早期(2年以内)に移植腎機能が廃絶する超難治例が存在する。そのため，これら超難治性腎移植後FSGS再発例に対する新規薬剤の導入が必要と考えている。

📎 サイドメモ

①血漿交換療法

　膜型血漿分離器を用いて全血から病因物質を含む血漿成分を分離破棄し，それと等量の血液製剤由来の置換液を血球成分とともに体内に戻す治療である。全ての血漿成分を病因物質とともに除去するため，血液凝固因子など生体に必要な物質も廃棄される。治療1回あたりの血漿処理量は患者の循環血漿量(plasma volume：PV)を基準として1〜1.5 PV程度を交換する。アフェレシス技術の詳細は日本アフェレシス学会のアフェレシス技術マニュアル2021[1]を参照していただきたい。

【文献】
1) 平山千佳，神里興太. 単純血漿交換療法. 日アフェレシス会誌 2021；40：464-472.

3. 免疫吸着療法

　フランスのDantalら[41, 42]のグループは，1994年から腎移植後FSGS再発例の治療に免疫吸着療法（protein A[②]カラムおよび免疫グロブリン吸着カラム）を試み，その良好な治療効果から液性因子と免疫グロブリンとの関連性を報告してきた。そして，最近でも，protein Aカラムと免疫グロブリン吸着カラム[③]の有効性が新たに報告されている[43]。

　第2章1項で記述したように，一次性FSGSの液性因子の候補として抗CD40抗体[44]や抗ネフリン抗体[35]があげられ，さらに他の自己抗体が次々に報告されていることから，今後，免疫グロブリン吸着療法の重要性が高まると考える。

📎 サイドメモ

②protein A

Protein Aは黄色ブドウ球菌由来のタンパク質で，IgG型抗体のFc領域に親和性が高く，これを利用してIgG，Fc領域を含むIgGフラグメント，IgGサブクラスの精製に使われている。

③免疫グロブリン吸着カラム

わが国では，トリプトファンをリガンドとして用いたイムソーバTR-350®とフェニルアラニンをリガンドとして用いたイムソーバPH-350®の2種類が特定保健医療材料として市販されている。重症筋無力症の約80％で陽性となる抗アセチルコリンレセプター抗体など，さまざまな自己抗体の吸着に臨床応用されている。アフェレシス技術の詳細は日本アフェレシス学会のアフェレシス技術マニュアル2021[1]を参照していただきたい。

【文献】
1）草生真規雄．血漿吸着法：選択的血漿成分吸着器イムソーバ/イムソーバTR，吸着型血漿浄化器セレソーブ．日アフェレシス会誌 2021；40：520-530.

【文献】

1) Tojo K, Sakai S, Miyahara T. Possible therapeutic application of low density lipoprotein apheresis (LDL-A) in conjunction with double filtration plasmapheresis (DFPP) in drug-resistant nephrotic syndrome due to focal glomerular sclerosis (FGS). Jpn J Nephrol 1988；30：1153-1160.

2) 酒井聡一，宗　正敏，飯野靖彦，大坪　修，杉野信博．難治性ネフローゼ症候群に対するLDL吸着療法の臨床効果―多施設共同研究成績―．腎と透析 1992；33：321-328.

3) Muso E, Mune M, Yorioka N, Nishizawa Y, Hirano T, Hattori M, Sugiyama S, Watanabe T, Kimura K, Yokoyama H, Sato H, Saito T. Beneficial effect of low-density lipoprotein apheresis (LDL-A) on refractory nephrotic syndrome (NS) due to focal glomerulosclerosis (FGS). 2007；Clin Nephrol 67：341-344.

4) Muso E, Mune M, Hirano T, Hattori M, Kimura K, Watanabe T, Yokoyama H, Sato H, Uchida S, Wada T, Shoji T, Yuzawa Y, Takemura T, Sugiyama S, Nishizawa Y, Ogahara S, Yorioka N, Sasaki S, Ogura Y, Yukawa S, Iino Y, Imai E, Matsuo S, Saito T. Immediate therapeutic efficacy of low-density lipoprotein apheresis for drug-resistant nephrotic syndrome: evidence from the short-term results from the POLARIS Study. Clin Exp Nephrol 2015；19：379-386.

5) Muso E, Mune M, Hirano T, Hattori M, Kimura K, Watanabe T, Yokoyama H, Sato H, Uchida S, Wada T, Shoji T, Takemura T, Yuzawa Y, Ogahara S, Sugiyama S, Iino Y, Sakai S, Ogura Y, Yukawa S, Nishizawa Y, Yorioka N, Imai E, Matsuo S, Saito T. A Prospective observational survey on the long-term effect of LDL apheresis on drug-resistant nephrotic syndrome. Nephron Extra 2015；5：58-66.

6) Muso E, Sakai S, Ogura Y, Yukawa S, Nishizawa Y, Yorioka N, Saito T, Mune M, Sugiyama S, Iino Y, Hirano T, Hattori M, Watanabe T, Yokoyama H, Sato H, Uchida S, Wada T, Shoji T, Oda H, Mori K, Kimura H, Ito O, Nishiyama A, Maruyama S, Inagi R, Fujimoto S, Tsukamoto T, Suzuki Y, Honda H, Babazono T, Tsuruya K, Yuzawa Y. Favorable therapeutic efficacy of low-density lipoprotein apheresis for nephrotic syndrome with impaired renal function. Ther Apher Dial 2022；26：220-228.

7) 服部元史，川口洋，小松康宏，甲能深雪，伊藤克己．著名な高脂血症を合併した小児期難治性ネフローゼ症候群(FGS)例に対するLDL吸着療法の試み．日児誌 1989；93：1517-1521.

8) Hattori M, Ito K, Kawaguchi H, Tanaka T, Kubota R, Khono M. Treatment with a combination of low-density lipoprotein aphaeresis and pravastatin of a patient with drug-resistant nephrotic syndrome due to focal segmental glomerulosclerosis. Pediatr Nephrol 1993；7：196-198.

9) Hattori M, Chikamoto H, Akioka Y, Nakakura H, Ogino D, Matsunaga A, Fukazawa A, Miyakawa S, Khono M, Kawaguchi H, Ito K.A combined low-density lipoprotein apheresis and prednisone therapy for steroid-resistant primary focal segmental glomerulosclerosis in children. Am J Kidney Dis 2003；42：1121-1130.

10) Muso E, Yashiro M, Matsushima M, Yoshida H, Sawanishi K, Sasayama S. Does LDL-apheresis in steroid-resistant nephrotic syndrome affect prognosis? Nephrol Dial Transplant 1994；9：257-264.

11) 岡田知也，高橋　創，小倉　誠，中尾俊之，清水　亨．LDL吸着療法を契機にシクロスポリンが奏功したステロイド抵抗性微小変化型ネフローゼ症候群の一例．日腎会誌 1996；38：46-51.

12) Kaplan R, Aynedjian HS, Schlondorff D, Bank N. Renal vasoconstriction caused by short-term cholesterol feeding is corrected by thromboxane antagonist or probucol. J Clin Invest 1990；86：1707-1714.

13) Petrichenko I, Daret D, Larrue J, Shakhov Y.Effect of VLDL on the inhibition of arachidonic acid transformation by dexamethasone in cultured smooth muscle cells. Biochim Biophys Acta 1993；1166：183-187.

14) Ingulli E, Tejani A. Severe hypercholesterolemia inhibits cyclosporin A efficacy in a dose-dependent manner in children with nephrotic syndrome. J Am Soc Nephrol 1992；13：254-259.

15) Raina R, Krishnappa V. An update of LDL apheresis for nephrotic syndrome. Pediatr Nephrol 2019；34：1655-1669.

16) Shah L, Hooper DK, Okamura D, Wallace D, Moodalbail D, Gluck C, Koziell A, Zaritsky JJ. LDL-apheresis-induced remission of focal segmental glomerulosclerosis recurrence in pediatric renal transplant recipients. Pediatr Nephrol 2019；34：2343-2350.

17) Al-mousily M, Nicoara O, Selewski DT, Twombley K. Liposorber® LA-15 system for LDL apheresis in resistant nephrotic patients. Pediatr Nephrol 2022；37：585-592.

18) Pinto J, Lacerda G, Cameron JS, Turner DR, Bewick M, Ogg CS. Recurrence of focal segmental

glomerulosclerosis in renal allografts. Transplantation 1981；32：83-89.

19）Hattori M, Hayashibara H, Kawaguchi H, Kohno M, Ito K, Takahashi K, Teraoka S, Tohma H, Agishi T, Ohta K. Plasma exchange for recurrent focal glomerular sclerosis. In: Oda K（ed）Therapeutic plasmapheresis（IX）. New York：ISAO Press. 1990：264-267

20）Kawaguchi H, Hattori M, Ito K, Takahashi K, Ota K. Recurrence of focal glomerulosclerosis of allografts in children: The efficacy of intensive plasma exchange therapy before and after renal transplantation. Transplant Proc 1994；26：7-8.

21）Ohta T, Kawaguchi H, Hattori M, Komatsu Y, Akioka Y, Nagata M, Shiraga H, Ito K, Takahashi K, Ishikawa N, Tanabe K, Yamaguchi Y, Ota K. Effect of pre-and postoperative plsmapheresis on posttransplant recurrence of focal segmental glomerulosclerosis in children. Transplantation 2001；71：628-633.

22）黒田奈緒，古江健樹，藤木拓磨，松村英樹，田中絵里子，藤井　寛，三浦健一郎，久野正貴，近本裕子，秋岡祐子，大田敏之，坂野　堯，服部元史．移植直後の再発およびその後の再燃に血漿交換療法が有効であった原発性巣状分節性糸球体硬化症の1例．日小児腎不全会誌 2008；28：161-163.

23）荻野大助，秋岡祐子，近本裕子，久野正貴，大森多恵，松村英樹，中倉兵庫，松永　明，服部元史．生体腎移植後のFSGS再発で著明な cellular lesion を認め，早期に移植腎機能が廃絶した1女児例：液性因子と臨床病理像に関する検討．日児腎誌 2008；21：203-207.

24）黒田奈緒，近本裕子，松村英樹，藤木拓磨，藤井　寛，久野正貴，秋岡祐子，石田英樹，田邉一成，世川修，車　有紀，椎名恭子，野村実，桑鶴良平，馬場園哲也，内田啓子，星井恵英里，岡部　祥，坂本倫美，杉谷　篤，貝籐裕史，野津寛大，服部元史．多重リスクに対し検討を重ね二次生体腎移植に成功した巣状分節性糸球体硬化症の1小児例．日小児腎不全会誌 2009；29：179-182.

25）Fine RN. Recurrence of nephrotic syndrome/focal segmental glomerulosclerosis following renal transplantation in children. Pediatr Nephrol 2007；22：496-502.

26）Gohh RY, Yango AF, Morrissey PE, Monaco AP, Gautam A, Sharma M, McCarthy ET, Savin VJ. Preemptive plasmapheresis and recurrence of FSGS in high-risk renal transplant recipients. Am J Transplant 2005；5：2907-2912.

27）Hristea D, Hadaya K, Marangon N, Buhler L, Villard J, Morel P, Martin PY. Successful treatment of recurrent focal segmental glomerulosclerosis after kidney transplantation by plasmapheresis and rituximab. Transplant Int 2007；20：102-105.

28）Tyden G, Kumlien G, Genberg H, Sandberg J, Lundgren T, Fehrman I. ABO incompatible kidney transplantations without splenectomy, using antigen-specific immunoadsorption and rituximab. Am J Transplant 2005；5：145-148.

29）Hattori M, Mieno M, Shishido S, Aikawa A, Ushigome H, Ohshima S, Takahashi K, Hasegawa A;Japan Society for Transplantation and Japanese Society for Clinical Renal Transplantation. Outcomes of pediatric ABO-incompatible living kidney transplantations from 2002 to 2015: An analysis of the Japanese Kidney Transplant Registry. Transplantation 2018；102：1934-1942.

30）Rianthavorn P, Bhakta N, Gjertson DW, Ettenger RB. A coherent approach to recurrent focal segmental glomerulosclerosis in children? The effects of high dose cyclosporine and pretransplant plasmapheresis. Pediatr Transplant 9（Suupl6）：48, 2005

31）Chikamoto H, Hattori M, Kuroda N, Kajiho Y, Matsumura H, Fujii H, Ishizuka K, Hisano M, Akioka Y, Nozu K, Kaito H, Shimizu M. Pretransplantation combined therapy with plasmapheresis and rituximab in a second living-related kidney transplant pediatric recipient with a very high risk for focal segmental glomerulosclerosis recurrence. Pediatr Transplant 2012；16：E286-290.

32）上田博章，藤井　寛，菅原典子，谷口貴実子，古山政幸，近本裕子，秋岡祐子，敦賀和志，石田英樹，田邉一成，服部元史．巣状分節性糸球体硬化症の腎移植後再発に対し血漿交換療法の継続にて部分寛解を維持している1例．日児腎不全誌 2012；32：116-118.

33）飯田貴也，三浦健一郎，金子直人，谷口洋平，長澤　武，伴　英樹，白井陽子，高木陽子，薮内智朗，石塚喜世伸，服部元史．巣状分節性糸球体硬化症の腎移植後再発に対する経口ガラクトース療法の経験．日臨腎移植会誌 2020；8：107-111.

34）Shenoy M, Lennon R, Plant N, Wallace D, Kaur A. Pre-emptive rituximab and plasma exchange does not prevent disease recurrence following living donor renal transplantation in high-risk idiopathic SRNS. Pediatr Nephrol 2020；35：1081-1084.

35）Hattori M, Shirai Y, Kanda S, Ishizuka K, Kaneko N, Ando T, Eguchi M, Miura K. Circulating nephrin autoantibodies and posttransplant recurrence of primary focal segmental glomerulosclerosis. Am J

Transplant 2022 ; 22 : 2478-2480.

36) Ban H, Miura K, Kaneko N, Shirai Y, Yabuuchi T, Isizuka K, Chikamoto H, Akioka Y, Shimizu S, Ishida H, Tanabe K, Hattori M. Amount and selectivity of proteinuria may predict the treatment response in post-transplant recurrence of focal segmental glomerulosclerosis: a single-center retrospective study. Pediatr Nephrol 2021 ; 36 : 2433-2442.

37) Lanaret C, Anglicheau D, Audard V, Buchler M, Caillard S, Couzi L, Malvezzi P, Mesnard L, Bertrand D, Martinez F, Pernin V, Ducloux D, Poulain C, Thierry A, Bello AD, Rerolle JP, Greze C, Uro-Coste C, Aniort J, Lambert C, Bouvier N, Schvartz B, Maillard N, Sayegh J, Oniszczuk J, Morin MP, Legendre C, Kamar N, Heng AE, Garrouste C. Rituximab for recurrence of primary focal segmental glomerulosclerosis after kidney transplantation: Results of a nationwide study. Am J Transplant 2021 ; 21 : 3021-3033.

38) Rydel JJ, Korbet SM, Borok RZ, Schwartz MM. Focal segmental glomerular sclerosis in adults: Presentation, course, and response to treatment. Am J Kidney Dis 1995 ; 25 : 534-542.

39) Kashgary A, Sontrop JM, Li L, Al-Jaishi AA, Habibullah ZN, Alsolaimani R, Clark WF. The role of plasma exchange in treating post-transplant focal segmental glomerulosclerosis: A systematic review and meta-analysis of 77 case-reports and case-series. BMC nephrol 2016 ; 17 : 104.

40) Garrouste C, Canaud G, Buchler M, Rivalan J, Colosio C, Martinez F, Aniort J, Dudreuilh C, Pereira B, Caillard S, Philipponet C, Anglicheau D, Heng AE. Rituximab for recurrence of primary focal segmental glomerulosclerosis after kidney transplantation: Clinical outcomes. Transplant 2017 ; 101 : 649-656.

41) Dantal J, Bigot E, Bogers W, Testa A, Kriaa F, Jacques Y, Ligny BH, Niaudet P, Charpentier B, Soulillou JP. Effect of plasma protein adsorption on protein excretion in kidey transplant recipients with recurrent nephrotic syndrome. N Engl J Med 1994 ; 330 : 7-14.

42) Dantal J, Godfrin Y, Koll R, Perretto S, Naulet J, Bouhours JF, Soulillou JP. Antihuman immunoglobulin affinity immunoadsorption strongly decreases proteinuria in patients with relapsing nephrotic syndrome. J Am Soc Nephrol 1998 ; 9 : 1709-1715.

43) Allard L, Kwon T, Krid S, Bacchetta J, Garnier A, Novo R, Deschenes G, Salomon R, Roussey G, Allain-Launay E. Treatment by immunoadsorption for recurrent focal segmental glomerulosclerosis after paediatric kidney transplantation: a multicentre French cohort. Nephrol Dial Transplant 2018 ; 33 : 954-963.

44) Delville M, Sigdel TK, Wei C, Li J, Hsieh SC, Fornoni A, Burke GW, Bruneval P, Naesens M, Jackson A, Alachkar N, Canaud G, Legendre C, Anglicheau D, Reiser J, Sarwal MM. A circulating antibody panel for pretransplant prediction of FSGS recurrence after kidney transplantation. Sci Transl Med 2014 ; 6 : 256ra136.

4. 一次性FSGS/SRNSと難治性FSGS/SRNSに対する免疫抑制薬

　一次性FSGS/SRNSと難治性FSGS/SRNSに対する免疫抑制薬は，ステロイドパルス療法，シクロスポリン（CYA），リツキシマブ（保険適用外使用ではあるが）が治療の中心となる[1]。現時点で報告されている免疫抑制薬の種類と各薬剤の作用機序の一部，そして効果・報告の一端を表にまとめて示す。

1. ステロイドパルス療法

　副腎皮質ステロイドはT細胞のアポトーシス，サイトカイン産生抑制，接着因子の発現抑制によってT細胞の活性化や遊走を抑制する[2,3]。これにはnuclear factor-kappa B（NF-κB）の抑制も関与している[3]。また，Th1/Th2バランスの変化によりB細胞応答にも影響を与える[4]（第2章3項を参照）。

　FSGS/SRNSに対するステロイドパルス療法単独治療としては，PodoNet Registry（高用量ステロイドとステロイドパルスを含む）のデータでは85％が無効であったとする報告がある一方[5]，63～81％が寛解したとする報告もある[6,7]。また，CYAを含む免疫抑制薬に抵抗性がある症例へステロイドパルス療法を実施したところ，4/10例が完全寛解，3/10例が部分寛解した[8]。症例数の集積は少ないが，FSGS/SRNSの寛解導入に有効な可能性はある。

2. カルシニューリン阻害薬

　カルシニューリン阻害薬はIL-2の産生抑制やTh1，Th2，Th17への分化の抑制などによりT細胞の活性化を抑制する[9]（第2章3項を参照）。また，ポドサイトに直接作用し，細胞骨格を安定化させることも報告されている[10]。

　RCTでカルシニューリン阻害薬がシクロホスファミドパルス（IVCY）療法に比べて有意に寛解率が高いことが報告され[11]，システマティックレビューでも同様の結果が報告されている[12]。Prasadら[13]はシクロホスファミド（CPM）に抵抗性のFSGS/SRNSを対象としたRCTをおこない，それぞれの寛解率がCYAで82％，タクロリムス水和物（FK506）で70％と有意差はなかったと報告した。一方，FK506の方が再発率が低く，より有効であるとの報告もある[14]。カルシニューリン阻害薬はFSGS/SRNSの第一選択の治療として位置づけられている[1,15]。

3. ミコフェノール酸モフェチル

　ミコフェノール酸モフェチル（MMF）は核酸合成に必要なイノシン酸デヒドロゲナーゼ（inosine monophosphate dehydrogenase：IMPDH）を抑制し，T細胞およびB細胞のDNA

表　一次性FSGS/SRNSと難治性FSGS/SRNSの治療で使用される薬剤

薬剤	分類	機序	主な報告 （研究デザイン）	結果	文献
ステロイドパルス	ステロイド	T細胞の抑制，制御性T細胞の増加，Th1サイトカインの抑制，低親和性CD8$^+$メモリーT細胞の抑制，B細胞受容体とTLR-7の経路の抑制によるB細胞機能の抑制	レジストリー CS（n=16） CS（n=11） CS（n=10）	無効：約85% CR 63% CR 81% CR 40%，PR 30%	5 6 7 8
シクロスポリン（CYA） タクロリムス水和物（FK506）	CNI	IL-2の産生抑制によるT細胞活性化の抑制，IL-4，IL-17の抑制，T細胞分化の抑制，ポドサイト細胞骨格の安定化	メタアナリシス RCT（n=131） RCT（n=45）	無治療，CPM，MMFに比べて寛解率が高い FK506がIVCYより寛解率が高い FK506とCYAの寛解率は同等	12 11 13
ミコフェノール酸モフェチル（MMF）	代謝拮抗薬	T細胞，B細胞の増殖・分化の抑制，炎症細胞遊走の抑制	RCT（n=60） 単群試験（n=24） 前向き研究（n=52） 後向き観察研究（n=24）	FK506に比べて寛解率が低い CR 63%，PR 25% CR 23%，PR 37% リツキシマブ後の寛解維持率が非使用群より高い	20 17 18 19
リツキシマブ	抗CD20モノクローナル抗体	B細胞の枯渇化，制御性T細胞の増加，IL-13の減少，SMPDL-3bの安定化によるポドサイト細胞骨格のリモデリングの抑制	RCT（n=31） SR（n=226） CS（n=6） CS（n=10）	無効 46%で寛解 CR 100% CR 70%，PR 10%	26 25 27 28
オファツムマブ	抗CD20ヒト型モノクローナル抗体	リツキシマブの項を参照	RCT（n=50）* CS（n=5）* CS（n=4）*	無効のため試験中止 CRまたはPR 100% CRまたはPR 50%	31 29 30
アバタセプト	CTLA4-Ig	CD28:CD80/CD86共刺激経路を阻害	CS（n=5） CS（n=9）	CRまたはPR 100% 全例無効	32 33
アダリムマブ	ヒト型抗ヒトTNF-αモノクローナル抗体	TNF-αの阻害	単群試験（n=10） RCT（n=21）	PR 40% 無効	34 35
フレソリムマブ	ヒト型抗TGF-β1，β2，β3モノクローナル抗体	TGF-βの阻害	単群試験（n=16） RCT（n=88）	CRまたはPR 18% 無効のため試験中止	36 37

*対象はステロイド，CNI，リツキシマブの無効例。

CNI：カルシニューリン阻害薬，CPM：シクロホスファミド，CR：完全寛解，CS：ケースシリーズ，CTLA4-Ig：cytotoxic T-lymphocyte-associated protein 4 immunoglobulin，IVCY：シクロホスファミドパルス療法，PR：部分寛解，RCT：ランダム化比較試験，SR：システマティックレビュー，TGF-β：transforming growth factor-β，TNF-α：tumor necrosis factor-α

複製を抑制する[16]。

　FSGS/SRNSを対象とした観察研究では，MMFの使用で23〜63%が完全寛解し，25〜37%が部分寛解したと報告されている[17, 18]。また，リツキシマブを用いて寛解にいたったFSGS/SRNSの後向き観察研究において，MMFを併用した群が併用しなかった群に比べて有意に寛解維持率が高かった[19]。一方，FK506で寛解を得たFSGS/SRNSに対するRCTにおいて，MMFはFK506より寛解維持率が低かった[20]。しかし，カルシニューリン阻害薬

はMMFに比べて腎機能障害が多いことも指摘されている[21, 22]。以上から，FSGS/SRNSにおいてMMFはカルシニューリン阻害薬より有効性が劣る可能性があるが，安全性を考慮するとFSGS/SRNSの寛解維持において，MMFは有力な選択肢になると考えられる。

4.　リツキシマブ

　リツキシマブは抗CD20モノクローナル抗体であり，B細胞を枯渇化させることで免疫抑制効果を発揮する[23]。また，非免疫学的機序として，sphingomyelin phosphodiesterase acid-like 3b（SMPDL-3b）を安定化させ，ポドサイト細胞骨格のリモデリングを抑制することも報告されている[24]。

　FSGS/SRNSに対するリツキシマブのシステマティックレビューでは，全体として46％の寛解率が報告されている[25]。しかし，カルシニューリン阻害薬に抵抗性があるSRNSを対象としたRCTでは，リツキシマブに有意な蛋白尿の減少効果はみられなかった[26]。一方，発症後6カ月以内のカルシニューリン阻害薬抵抗性のFSGS/SRNSに対しリツキシマブを反復投与したところ，6例全例で完全寛解が得られたという報告がある[27]。同様に，発症から6カ月以内にリツキシマブを投与した症例で寛解率が高かったとする報告もある[28]。FSGS/SRNSに対するリツキシマブの有効性については，投与のタイミングや回数も考慮に入れて検討すべきと考えられる。

5.　オファツムマブ

　抗CD20ヒト型モノクローナル抗体であり，抗リツキシマブ抗体を有する症例やリツキシマブに過敏反応を呈する症例に使用される[23]。

　カルシニューリン阻害薬およびリツキシマブ治療抵抗性のFSGS/SRNSに対してもオファツムマブ投与が試みられ，寛解率が高かったという報告がある[29, 30]。しかし，同様の症例を対象としたRCT研究ではオファツムマブの有効性は示されなかった[31]。したがって，FSGS/SRNSに対するオファツムマブは，リツキシマブが使用できない場合の代替治療として位置づけるのが妥当と思われる。

6.　アバタセプト

　アバタセプトはcytotoxic T-lymphocyte-associated protein 4 immunoglobulin（CTLA-4-lg）であり，CD28:CD80/CD86共刺激経路を阻害する（第2章3項を参照）。

　Yuら[32]は移植後再発を含むFSGS/SRNSでポドサイトにおけるCD80（B7-1）の過剰発現を示し，これらの症例がアバタセプトによって寛解したことを報告した。しかし，他のグループによる追試ではポドサイト上のCD80（B7-1）の発現はみられず，腎移植後FSGS再発例におけるアバタセプトの効果もみられなかった[33]。アバタセプトのFSGS/SRNS治療における位置づけは，さらなる検討を要する。

7. アダリムマブ

アダリムマブは抗tumor necrosis factor-α（TNF-α）モノクローナル抗体である（第2章2項を参照）。

FSGS/SRNSを対象としたFONT phase I trialでは4/10例で部分寛解が得られた[34]。しかし，phase II trialでは全く寛解が得られず[35]，アダリムマブのFSGS/SRNSに対する効果は乏しいとされている。

8. フレソリムマブ

フレソリムマブは抗transforming growth factor-β（TGF-β）モノクローナル抗体である。

成人のFSGS/SRNSを対象としたphase I trialでは3/16例で完全寛解または部分寛解が得られたが[36]，phase II trialでは全く寛解は得られなかった[37]。したがって，現時点でフレソリムマブはFSGS/SRNS治療の選択肢にならない。

【文献】

1) Trautmann A, Vivarelli M, Samuel S, Gipson D, Sinha A, Schaefer F, Hui NK, Boyer O, Saleem MA, Feltran L, Müller-Deile J, Becker JU, Cano F, Xu H, Lim YN, Smoyer W, Anochie I, Nakanishi K, Hodson E, Haffner D; International Pediatric Nephrology Association. IPNA clinical practice recommendations for the diagnosis and management of children with steroid-resistant nephrotic syndrome. Pediatr Nephrol 2020；35：1529-1561.

2) Herold MJ, McPherson KG, Reichardt HM. Glucocorticoids in T cell apoptosis and function. Cell Mol Life Sci 2006；63：60-72.

3) Auphan N, DiDonato JA, Rosette C, Helmberg A, Karin M. Immunosuppression by glucocorticoids: inhibition of NF-kappa B activity through induction of I kappa B synthesis. Science 1995；270：286-290.

4) Banuelos J, Lu NZ. A gradient of glucocorticoid sensitivity among helper T cell cytokines. Cytokine Growth Factor Rev 2016；31：27-35.

5) Trautmann A, Lipska-Ziętkiewicz BS, Schaefer F. Exploring the clinical and genetic spectrum of steroid resistant nephrotic syndrome: The PodoNet registry. Front Pediatr 2018；6：200.

6) Shenoy M, Plant ND, Lewis MA, Bradbury MG, Lennon R, Webb NJ. Intravenous methylprednisolone in idiopathic childhood nephrotic syndrome. Pediatr Nephrol 2010；25：899-903.

7) Yorgin PD, Krasher J, Al-Uzri AY. Pulse methylprednisolone treatment of idiopathic steroid-resistant nephrotic syndrome. Pediatr Nephrol 2001；16：245-250.

8) Mori K, Honda M, Ikeda M. Efficacy of methylprednisolone pulse therapy in steroid-resistant nephrotic syndrome. Pediatr Nephrol 2004；19：1232-1236.

9) Kitsou K, Askiti V, Mitsioni A, Spoulou V. The immunopathogenesis of idiopathic nephrotic syndrome: a narrative review of the literature. Eur J Pediatr 2022；181：1395-1404.

10) Faul C, Donnelly M, Merscher-Gomez S, Chang YH, Franz S, Delfgaauw J, Chang JM, Choi HY, Campbell KN, Kim K, Reiser J, Mundel P. The actin cytoskeleton of kidney podocytes is a direct target of the antiproteinuric effect of cyclosporine A. Nat Med 2008；14：931-938.

11) Gulati A, Sinha A, Gupta A, Kanitkar M, Sreenivas V, Sharma J, Mantan M, Agarwal I, Dinda AK, Hari P, Bagga A. Treatment with tacrolimus and prednisolone is preferable to intravenous cyclophosphamide as the initial therapy for children with steroid-resistant nephrotic syndrome. Kidney Int 2012；82：1130-1135.

12) Liu ID, Willis NS, Craig JC, Hodson EM. Interventions for idiopathic steroid-resistant nephrotic syndrome in children. Cochrane Database Syst Rev 2019（11）：CD003594.

13) Prasad N, Manjunath R, Rangaswamy D, Jaiswal A, Agarwal V, Bhadauria D, Kaul A, Sharma R, Gupta A. Efficacy and safety of cyclosporine versus tacrolimus in steroid and cyclophosphamide

resistant nephrotic syndrome: A prospective study. Indian J Nephrol 2018；28：46-52.

14）Choudhry S, Bagga A, Hari P, Sharma S, Kalaivani M, Dinda A. Efficacy and safety of tacrolimus versus cyclosporine in children with steroid-resistant nephrotic syndrome: a randomized controlled trial. Am J Kidney Dis 2009；53：760-769.

15）Kidney Disease: Improving Global Outcomes (KDIGO) Glomerular Disease Work Group. KDIGO 2021 Clinical Practice Guideline for the Management of Glomerular Diseases. Chapter 6: Focal segmental glomerulosclerosis (FSGS) in adults. Kidney Int 2021；100：S161-S171.

16）Dogra S, Kaskel F. Steroid-resistant nephrotic syndrome: a persistent challenge for pediatric nephrology. Pediatr Nephrol 2017；32：965-974.

17）Li Z, Duan C, He J, Wu T, Xun M, Zhang Y, Yin Y. Mycophenolate mofetil therapy for children with steroid-resistant nephrotic syndrome. Pediatr Nephrol 2010；25：883-888.

18）de Mello VR, Rodrigues MT, Mastrocinque TH, Martins SP, de Andrade OV, Guidoni EB, Scheffer DK, Martini Filho D, Toporovski J, Benini V. Mycophenolate mofetil in children with steroid/cyclophosphamide-resistant nephrotic syndrome. Pediatr Nephrol 2010；25：453-460.

19）Basu B, Mahapatra TK, Mondal N. Mycophenolate mofetil following rituximab in children with steroid-resistant nephrotic syndrome. Pediatrics 2015；136：e132-139.

20）Sinha A, Gupta A, Kalaivani M, Hari P, Dinda AK, Bagga A. Mycophenolate mofetil is inferior to tacrolimus in sustaining remission in children with idiopathic steroid-resistant nephrotic syndrome. Kidney Int 2017；92：248-257.

21）Gipson DS, Trachtman H, Kaskel FJ, Greene TH, Radeva MK, Gassman JJ, Moxey-Mims MM, Hogg RJ, Watkins SL, Fine RN, Hogan SL, Middleton JP, Vehaskari VM, Flynn PA, Powell LM, Vento SM, McMahan JL, Siegel N, D'Agati VD, Friedman AL. Clinical trial of focal segmental glomerulosclerosis in children and young adults. Kidney Int 2011；80：868-878.

22）Ulinski T, Dubourg L, Saïd MH, Parchoux B, Ranchin B, Cochat P. Switch from cyclosporine A to mycophenolate mofetil in nephrotic children. Pediatr Nephrol 2005；20：482-485.

23）Lee JM, Kronbichler A, Shin JI, Oh J. Current understandings in treating children with steroid-resistant nephrotic syndrome. Pediatr Nephrol 2021；36：747-761.

24）Fornoni A, Sageshima J, Wei C, Merscher-Gomez S, Aguillon-Prada R, Jauregui AN, Li J, Mattiazzi A, Ciancio G, Chen L, Zilleruelo G, Abitbol C, Chandar J, Seeherunvong W, Ricordi C, Ikehata M, Rastaldi MP, Reiser J, Burke GW 3rd. Rituximab targets podocytes in recurrent focal segmental glomerulosclerosis. Sci Transl Med 2011；3：85ra46.

25）Jellouli M, Charfi R, Maalej B, Mahfoud A, Trabelsi S, Gargah T. Rituximab in the management of pediatric steroid-resistant nephrotic syndrome: A systematic review. J Pediatr 2018；197：191-197.e1.

26）Magnasco A, Ravani P, Edefonti A, Murer L, Ghio L, Belingheri M, Benetti E, Murtas C, Messina G, Massella L, Porcellini MG, Montagna M, Regazzi M, Scolari F, Ghiggeri GM. Rituximab in children with resistant idiopathic nephrotic syndrome. J Am Soc Nephrol 2012；23：1117-1124.

27）Fujinaga S, Nishino T, Umeda C, Tomii Y, Watanabe Y, Sakuraya K. Long-term outcomes after early treatment with rituximab for Japanese children with cyclosporine- and steroid-resistant nephrotic syndrome. Pediatr Nephrol 2019；34：353-357.

28）Kamei K, Okada M, Sato M, Fujimaru T, Ogura M, Nakayama M, Kaito H, Iijima K, Ito S. Rituximab treatment combined with methylprednisolone pulse therapy and immunosuppressants for childhood steroid-resistant nephrotic syndrome. Pediatr Nephrol 2014；29：1181-1187.

29）Basu B. Ofatumumab for rituximab-resistant nephrotic syndrome. N Engl J Med 2014；370：1268-1270.

30）Bonanni A, Rossi R, Murtas C, Ghiggeri GM. Low-dose ofatumumab for rituximab-resistant nephrotic syndrome. BMJ Case Rep 2015：bcr2015210208.

31）Ravani P, Pisani I, Bodria M, Caridi G, Degl' Innocenti ML, Ghiggeri GM. Low-dose ofatumumab for multidrug-resistant nephrotic syndrome in children: a randomized placebo-controlled trial. Pediatr Nephrol 2020；35：997-1003.

32）Yu CC, Fornoni A, Weins A, Hakroush S, Maiguel D, Sageshima J, Chen L, Ciancio G, Faridi MH, Behr D, Campbell KN, Chang JM, Chen HC, Oh J, Faul C, Arnaout MA, Fiorina P, Gupta V, Greka A, Burke GW 3rd, Mundel P. Abatacept in B7-1-positive proteinuric kidney disease. N Engl J Med

2013；369：2416-2423.

33) Delville M, Baye E, Durrbach A, Audard V, Kofman T, Braun L, Olagne J, Nguyen C, Deschênes G, Moulin B, Delahousse M, Kesler-Roussey G, Beaudreuil S, Martinez F, Rabant M, Grimbert P, Gallazzini M, Terzi F, Legendre C, Canaud G. B7-1 blockade does not improve post-transplant nephrotic syndrome caused by recurrent FSGS. J Am Soc Nephrol 2016；27：2520-2527.

34) Joy MS, Gipson DS, Powell L, MacHardy J, Jennette JC, Vento S, Pan C, Savin V, Eddy A, Fogo AB, Kopp JB, Cattran D, Trachtman H. Phase 1 trial of adalimumab in Focal Segmental Glomerulosclerosis (FSGS)：Ⅱ. Report of the FONT (Novel Therapies for Resistant FSGS) study group. Am J Kidney Dis 2010；55：50-60.

35) Trachtman H, Vento S, Herreshoff E, Radeva M, Gassman J, Stein DT, Savin VJ, Sharma M, Reiser J, Wei C, Somers M, Srivastava T, Gipson DS. Efficacy of galactose and adalimumab in patients with resistant focal segmental glomerulosclerosis: report of the font clinical trial group. BMC Nephrol 2015；16：111.

36) Trachtman H, Fervenza FC, Gipson DS, Heering P, Jayne DR, Peters H, Rota S, Remuzzi G, Rump LC, Sellin LK, Heaton JP, Streisand JB, Hard ML, Ledbetter SR, Vincenti F. A phase 1, single-dose study of fresolimumab, an anti-TGF-β antibody, in treatment-resistant primary focal segmental glomerulosclerosis. Kidney Int 2011；79：1236-1243.

37) Vincenti F, Fervenza FC, Campbell KN, Diaz M, Gesualdo L, Nelson P, Praga M, Radhakrishnan J, Sellin L, Singh A, Thornley-Brown D, Veronese FV, Accomando B, Engstrand S, Ledbetter S, Lin J, Neylan J, Tumlin J; Focal Segmental Glomerulosclerosis Study Group. A phase 2, double-blind, placebo-controlled, randomized study of fresolimumab in patients with steroid-resistant primary focal segmental glomerulosclerosis. Kidney Int Rep 2017；2：800-810.

5. 抗ネフリン抗体陽性難治性FSGS例に対する治療

　第2章1項で記述したように，腎移植後FSGS再発例の液性因子として，少なくとも日本人では抗ネフリン抗体が関与している可能性が高い[1,2]。

　抗ネフリン抗体陽性のFSGS症例に対する治療は，①抗ネフリン抗体の除去，②抗ネフリン抗体の産生抑制，そして理論的には③抗ネフリン抗体がネフリンに結合した後のカスケードの阻害（自験例では，ネフリンのチロシンリン酸化が確認されている[1]）が考えられる。

1. 抗ネフリン抗体の除去

　本章3項で記述したように，従来から血漿交換療法が実施されてきたが，抗ネフリン抗体をより選択的に除去する免疫吸着療法も抗ネフリン抗体除去方法のひとつとなる。実際，フランスのグループは，腎移植後FSGS再発例に対する免疫吸着療法の有効性を以前から報告している[3~5]。

2. 抗ネフリン抗体の産生抑制

　抗ネフリン抗体の除去と同時に，抗ネフリン抗体の産生をうまく抑制できないと治療効果は得られない。

　本章4項で記述した免疫抑制薬のうち，副腎皮質ステロイド，ステロイドパルス療法，カルシニューリン阻害薬〈シクロスポリン（CYA）かタクロリムス水和物（FK506）〉，ミコフェノール酸モフェチル（MMF），リツキシマブが中心的な薬剤となる。

　しかしながら，本章3項で記述したように，FK506＋MMF＋副腎皮質ステロイドに加えて，ステロイドパルス療法，治療的血漿交換療法とリツキシマブ治療をおこなっても全く効果がなく，移植後14カ月と移植後19カ月に透析導入にいたった2例（2/16例：12.5％）を経験している[6]。フランスからも同様な症例，FK506／CYA＋MMF＋副腎皮質ステロイドに加えて治療的血漿交換療法＋高用量CYA治療＋リツキシマブ治療をおこなっても全く効果がなく，移植後9カ月と13カ月に透析導入にいたった2例（2/19：10.5％）が報告されている[7]。

　このように，腎移植の維持免疫抑制薬（FK506／CYA＋MMF＋副腎皮質ステロイド）に加えて，ステロイドパルス療法や高用量CYA，治療的血漿交換療法，リツキシマブ治療が奏効せず短期間のうちに移植腎機能が廃絶する超難治性腎移植後FSGS再発例が一定数（10％程度）存在する。

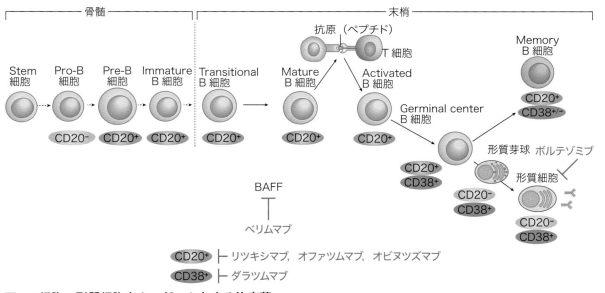

図　B細胞・形質細胞をターゲットとする治療薬

3. 超難治性腎移植後FSGS再発例に対する新規薬剤

　B細胞・形質細胞をターゲットとする治療薬を図に示す。

　形質芽球と形質細胞はCD20を発現していないため、リツキシマブの効果はない。

　一方、形質芽球と形質細胞はCD38を発現しているため、ダラツムマブ（抗CD38ヒト型モノクローナル抗体）によって枯渇され、多発性骨髄腫に適応がある。

　ボルテゾミブ（プロテアソーム阻害薬）は形質細胞を標的とし、多発性骨髄腫、マントル細胞リンパ腫、原発性マクログロブリン血症およびリンパ形質細胞リンパ腫、全身性ALアミロイドーシスに適応がある。

　ベリムマブ（B細胞標的薬）はBAFF（B cell activating factor belonging to the TNF family）の中和抗体製剤であり、既存治療で効果不十分な全身性エリテマトーデスに適応がある。

　これらの薬剤のうち、小児ネフローゼ症候群に対する治療経験が報告されているのは、ダラツムマブ[8]とベリムマブ[9]である。

　フランスのDossierら[8]のグループは、14例の小児頻回再発型・ステロイド依存性ネフローゼ症候群例に対してオビヌツズマブ（タイプⅡヒト化抗CD20抗体）投与2週後にダラツムマブを投与し、それまで服用していた副腎皮質ステロイドとFK506は、オビヌツズマブ投与後4～6週間で漸減中止するプロトコールで治療をした。治療開始後24カ月時点のrelapse-free survivalは60％と良好で、またST合剤の予防内服とヒト免疫グロブリンの投与で重篤な感染症はなかったと報告している。しかし、カルシニューリン阻害薬やMMFを服薬し続けなければならない腎移植例に対するダラツムマブ投与の安全性については慎重に検討する必要がある。

　　イタリアのVivarelli ら[9]のグループは，小児頻回再発型ネフローゼ症候群で副腎皮質ステロイド隔日投与中の例を対象として，ベリムマブを0，14日，28日，以後は4週ごとに投与するプロトコールでその効果と安全性を検討する前向き研究を開始した。しかし，安全性は問題なかったものの，再発予防効果はなく，研究は途中で中止されたと報告している。一方，ループス腎炎に対する効果は認められており，KDIGO2021年版の活動性Ⅲ／Ⅳ型±Ⅴ型ループス腎炎に対する寛解導入療法の治療アルゴリズムに掲載されていること[10]，小児の適応承認を受けていることから，新しい薬剤として試みる価値はあると考えている。

【文献】

1) Hattori M, Shirai Y, Kanda S, Ishizuka K, Kaneko N, Ando T, Eguchi M, Miura K. Circulating nephrin autoantibodies and posttransplant recurrence of primary focal segmental glomerulosclerosis. Am J Transplant 2022；22：2478-2480.

2) Shirai Y, Miura K, Kanda S, Isizuka K, Ando T, Hashimoto T, Goto Y, Hamasaki Y, Hotta K, Tanabe K, Takako T, Hattori M: Ciculating nephrin autoantibodies in patients with post-transplant recurrence of primary focal segmental glomerulosclerosis. 論文投稿中

3) Dantal J, Bigot E, Bogers W, Testa A, Kriaa F, Jacques Y, Hurault de Ligny B, Niaudet P, Charpentier B, Soulillou JP. Effect of plasma protein adsorption on protein excreation in kidey transplant recipients with recurrent nephrotic syndrome. N Engl J Med 1994；330：7-14.

4) Dantal J, Godfrin Y, Koll R, Perretto S, Naulet J, Bouhours JF, Soulillou JP. Antihuman immunoglobulin affinity immunoadsorption strongly decreases proteinuria in patients with relapsing nephrotic syndrome. J Am Soc Nephrol 1998；9：1709-1715.

5) Allard L, Kwon T, Krid S, Bacchetta J, Garnier A, Novo R, Deschenes G, Salomon R, Roussey G, Allain-Launay E. Treatment by immunoadsorption for recurrent focal segmental glomerulosclerosis after paediatric kidney transplantation: a multicentre French cohort. Nephrol Dial Transplant 2018；33：954-963.

6) Ban H, Miura K, Kaneko N, Shirai Y, Yabuuchi T, Isizuka K, Chikamoto H, Akioka Y, Shimizu S, Ishida H, Tanabe K, Hattori M. Amount and selectivity of proteinuria may predict the treatment response in post-transplant recurrence of focal segmental glomerulosclerosis: a single-center retrospective study. Pediatr Nephrol 2021；36：2433-2442.

7) Garrouste C, Canaud G, Büchler M, Rivalan J, Colosio C, Martinez F, Aniort J, Dudreuilh C, Pereira B, Caillard S, Philipponet C, Anglicheau D, Heng AE. Rituximab for recurrence of primary focal segmental glomerulosclerosis after kidney transplantation: Clinical outcomes. Transplantation 2017；101：649-656.

8) Dossier C, Prim B, Moreau C, Kwon T, Maisin A, Nathanson S, De Gennes C, Barsotti K, Bourrassi A, Hogan J, Deschênes G. A global antiB cell strategy combining obinutuzmab and daratumumab in severe pediatric nephtotic syndrome. Pediatr Nephrol 2021；36：1175-1182.

9) Vivarelli M, Colucci M, Gargiulo A, Bettini C, Lo Russo A, Emma F. Belimumab for the treatment of children with frequently relapsing nephrotic syndrome: the BELNEPH study. Pediatr Nephrol 2022；37：377-383.

10) Kidney Disease: Improving Global Outcomes（KDIGO）Glomerular Disease Work Group. KDIGO 2021 Clinical Practice Guideline for the Management of Glomerular Diseases. Chapter 10: Lupus nephritis. Kidney Int 2021；100：S207-S276.

索 引

1時間後(1h)の移植腎生検組織 27
2021年のKDIGOガイドライン 20
Ⅲ型コラーゲンのde novo産生 80, 81
α-actinin-4 17
α₃β₁インテグリン 34
αSMAとⅢ型コラーゲンの二重免疫染色 81
α平滑筋アクチン発現が亢進 80

A
aberrant mitosis 84
ABO血液型不適合腎移植 137
activated B細胞 45
ACTN4 17
alpha-smooth muscle actin(αSMA) 80
antigen presenting cells(APCs) 46

B
B7-1(CD80) 46
B cell activating factor belonging to the
    TNF family(BAFF) 157
BTNL2 47
B細胞 31, 42, 44, 45
B細胞・形質細胞をターゲットとする治療薬 157
B細胞の分化 45

C
calcium/calmodulin-dependent serine protein
    kinase(CASK) 26
cardiotrophin-like cytokine factor 1(CLCF1)
    . . . . 22, 23
CASK 22
CD20 45
CD28 44
CD28:CD80/CD86共刺激経路 152
CD38 46
CD40 . . . . 44, 46
CD40/CD40L シグナル経路 46
CD40L 44
CD68陽性マクロファージ 74, 75
CD68陽性マクロファージが浸潤 80, 96
CD68陽性マクロファージ由来の泡沫細胞 100
CD80発現亢進 46
Cellular lesion(CELL) 68, 74
Cellular variant 69, 70, 71
CELLからclassic sclerosisへの進展 75

CELLとCSの混在 80
CELLのマクロファージ浸潤とα平滑筋アクチン
    発現 80
CELLの臨床像 77
CELLを認めるFSGSの腎生存率 79
CELLを認めるFSGSのステロイド反応性と
    腎機能予後 79
circulating factors(CFs) 22
Classic FSGS 72
classic sclerosis 74
COL4A 関連遺伝子(COL4A3, COL4A4, COL4A5)
    65
Collapsing FSGSの光顕像 77
Collapsing FSGSの電顕像 77
Collapsing variant 68
Columbia 分類 68
Columbia 分類の定義 68
congenital nephrotic syndrome(CNS) 50
COQ8B 64
CRB2 50
cytotoxic T-lymphocyte-associated protein 4
    immunoglobulin(CTLA-4-lg) 152
cytotoxic T-lymphocyte antigen 4(CTLA-4)
    . . . . 44, 45

D
Deegens らの方法 90
Deegens らの方法により測定した平均足突起幅 . . . 92
Denys-Drash 症候群 17

E
E2 100
E3 100
E4 100
early lesion 74
ED1陽性マクロファージが浸潤・集積・
    泡沫細胞化 97
epithelial cell capping 74, 76
ExHCラットの高脂肪食投与後糸球体光顕像 98
ExHCラットの高脂肪食投与後臨床病理像 97

F
FK506 + MMF + ステロイド + BXMの4剤 + 予防的
    かつ治療的血漿交換療法 + ステロイドパルス
    療法が全く効かない症例 136
focal glomerular sclerosis(FGS) 5

focal segmental glomerulosclerosis（FSGS）.......5

Food and Drug Administration（FDA）.........134

foot process effacement（FPE）................90

Foxp3遺伝子変異............................44

FPEの定量的評価.......................90, 91

FSGS（cellular variant）.................69, 71

FSGS（collapsing variant）..................69

FSGS（perihilar variant）...................71

FSGS（tip variant）........................69

FSGS/SRNS，難治性FSGS/SRNSに対する治療

　.....................................126

FSGS/SRNSの原因遺伝子検索の適応.........114

FSGS/SRNSの原因遺伝子検索のフローチャート

　...............................114, 126

FSGS/SRNSの治療.........................126

FSGSが提唱...............................2

FSGS再発状態，治療的血漿交換療法，血漿交換

　療法以外の治療，治療反応性..............141

FSGSの病因分類............................20

FSGSの病因分類と治療.....................120

FSGSの病因分類と臨床病理像...............104

FSGSを惹起する二次性病因...............12, 13

G

genome wide association study（GWAS）........47

germinal center B細胞.......................45

glomerular basement membrane（GBM）.......34

glomerular collapse.......................68, 72

glomerular tip lesion.........................68

H

hemopexin..................................39

I

IgGの沈着と沈着したIgG とネフリンの共局在...27

IgGの有意な沈着...........................94

IgGはネフリンに対する自己抗体..............94

IgMの沈着.................................75

IL-4...................................43, 46

IL-4/IL-13受容体..........................43

IL-6.......................................43

IL-10......................................43

IL-13......................................43

IL-17......................................44

ILK活性................................36, 37

ILKの活性化...............................35

Immune dysregulation，polyendocrinopathy，

　enteropathy，X-linked（IPEX）..............44

INF2......................................50

integrin-linked kinase（ILK）.................34

International Study of Kidney Disease in

　Children（ISKDC）......................2, 4

IPP（ILK-PINCH-Parvin）複合体...............34

K

KDIGO2021年版の活動性Ⅲ／Ⅳ型±Ⅴ型

　ループス腎炎に対する寛解導入療法の

　治療アルゴリズム........................158

L

LAMB2...................................50

LDL吸着療法...................126, 130, 135

LDL吸着療法＋ステロイドand/or CYA併用療法

　.....................................134

LDL吸着療法＋ステロイド併用療法の効果：

　腎機能................................132

LDL吸着療法＋ステロイド併用療法の効果：

　蛋白尿................................132

LDL吸着療法＋ステロイド併用療法の治療

　プロトコール..........................131

LDL吸着療法による高コレステロール血症の改善

　.....................................131

LDL吸着療法の効果機序....................133

LDL吸着療法の米国での動向（小児）..........134

LDL吸着療法（リポソーバー LA-15®システム）の

　回路図................................135

LDLやLp（a）の酸化........................99

Lipid-induced glomerular injury..............96

lipid nephrotoxicity仮説....................96

LMX1B................................17, 50

M

macrophage-colony stimulating factor（M-CSF）

　発現..................................97

macrophage migration inhibitory factor（MIF）

　発現..................................97

major histocompatibility complex（MHC）.......42

mature B細胞..............................45

memory B細胞..........................45, 46

MHC（HLA）クラスⅡ分子....................47

MHCクラスⅡ分子.........................44

Milestones in Nephrology.....................6

minimal changes 2
minimal change disease（MCD）. 26, 42, 44, 94
mitotic catastrophe 84, 85
mitotic catastrophe を認める尿中ポドサイトの
　核形態 88
mitotic catastrophe を認める尿中ポドサイトの
　割合と mitotic catastrophe の種類 87
morphological variants 68
Mundel 細胞株 39
myofibroblast（筋線維芽細胞）様細胞への形質
　変換 80

N
Nail-patella 症候群 17
neonatal Fc receptor（FCRn）. 46
next generation sequencing（NGS）. 18
Not otherwise specified（NOS）. 68, 71
NPHS1 . . . . 18, 64
NPHS1-KIRREL2 領域のバリアント 47
NPHS1 の変異は Fin-major 変異 26
NPHS2 . . . . .16, 64, 115
NPHS2 遺伝子異常 17
NUP107 . . . . 50, 64

P
P_{alb} 活性 23
parietal epithelial cells（PECs）. 81, 84
Perihilar variant 71
plasmablast 45
plasma exchange 7
plasmapheresis 7
podocin 16
podocyte hypertrophy 84
podocytopathies 81
presumed primary FSGS 115
protease activated receptor 1（PAR1）. 38, 44
protein A 145
protein A カラム 145
pseudocrescent 69, 74

R
RCT 研究のメタ解析 122

S
Saleem 細胞株 39
sCD40L 22, 46
selectivity index（SI）. 131

Sethi らの方法 90
Sethi らの方法により測定した足突起の消失割合 . . 92
soluble CD40 ligand（sCD40L）. 25
soluble urokinase-type plasminogen
　activator receptor（suPAR）. 24
sphingomyelin phosphodiesterase
　acid-like 3b（SMPDL-3b）. 152
sporadic FSGS 17
Src homology and collagen A（ShcA）. 28
steroid-resistant nephrotic syndrome（SRNS）
　. . . . . .50, 123, 125, 126
steroid-sensitive nephrotic syndrome（SSNS）
　. . . . . 50, 123
structured illumination microscopy（SIM）. . . . 27, 94
suPAR 22
syndromic FSGS 17

T
T cell receptor（TCR）. 42
TGF β 43
Th1 細胞 42, 43
Th1 細胞と Th2 細胞のバランス異常 43
Th2 サイトカイン阻害薬 43
Th2 細胞 43
Th2 細胞優位 43
Th17 細胞 42, 43
Th17 細胞産生因子 44
Th17 細胞と Treg 細胞のバランス異常 43
Th17 細胞優位 43
Tip variant 70
TLR-3 46
TNF α 阻害薬 38
TNF α パスウェイ 38
toll-like receptor-4（TLR-4）. 46
transitional B 細胞 45, 46
transitional B 細胞／memory B 細胞比 46
Treg 細胞 42, 43
Treg 細胞産生因子 43
Treg 細胞の機能低下 43
TRIM8 50
tRNA$^{Leu (UUR)}$ 17
tumor necrosis factor-α（TNF α）. 38
Tune-Mendoza プロトコール 123
T 細胞 42

T細胞機能異常仮説 42
T細胞の活性化 44

U

urokinase-type plasminogen activator
  receptor（uPAR） 24
urokinase-type plasminogen activator（uPA） 24

V

vasodilator stimulated phosphoprotein（VASP） . . 38
VLDL レムナント 99, 100

W

whole exome sequencing（WES） 18
WT1 . . . . 17, 64

X

X 連鎖遺伝（XL） 56

あ

アクチン細胞骨格関連分子 50, 51, 52, 110
アクチン細胞骨格関連分子の遺伝子異常 109
アザチオプリン（AZP） 122
足突起の消失 28
足突起の消失割合 90, 91
アダプター分子 27, 29
アダプター分子であるShcA 発現の増強 29
アダリムマブ 151, 152
アバタセプト 46, 151, 152
アフェレシス 130
アフェレシス技術マニュアル2021 . . . . . .135, 144, 145
アポリポ蛋白Eフェノタイプ 100
アメリカ腎臓学会誌 6
アレルギー疾患（アトピー性皮膚炎など）の合併 . . . 43
アレルゲン 44
アンジオテンシンⅡ受容体拮抗薬（ARB） 120
アンジオテンシン変換酵素（ACE）阻害薬 120
アンジオテンシン変換酵素（ACE）阻害薬か
  アンジオテンシンⅡ受容体拮抗薬（ARB）投与 . . 140

い

異常な有糸分裂 84
移植腎機能 142
移植直後（中央値は移植後1日） 139
一次性FSGS 20, 22, 42, 85, 92, 104, 115, 120
一次性FSGS/MCD 31
一次性FSGS/MCDの病態における免疫細胞
  およびポドサイトの役割 43

一次性FSGS/SRNS 150
一次性FSGSと一部の遺伝性FSGSの鑑別 91
一次性FSGSと遺伝性FSGSの臨床像の比較 108
一次性FSGSと遺伝性FSGSの鑑別 108
一次性FSGSと適応性FSGSの鑑別 91, 106
一次性FSGSを示唆する臨床病理所見 112
一次性のcollapsing FSGS 72
遺伝カウンセリングの体制 115, 126
遺伝学的検査 126
遺伝子検査の適応 104
遺伝性FSGS 20, 92, 104, 115, 120
遺伝性FSGS/SRNS（CNSを含む）の原因遺伝子 . . . 50
遺伝性FSGS/SRNSの原因遺伝子 51
遺伝性FSGS/SRNSの原因遺伝子と機能的分類 . . . 59
遺伝性FSGS/SRNSの原因遺伝子の機能的分類と
  足突起の消失の程度 110
イムソーバTR-350® 145
インテグリンを介するポドサイトと糸球体
  基底膜（GBM）の結合 36
インテグリン結合キナーゼ 34

う

ウイルス 12
ウイルスと薬剤による二次性FSGS 104
ウロキナーゼ型プラスミノーゲン活性化因子 24
ウロキナーゼ型プラスミノーゲン活性化因子
  受容体 24

え

液性因子 22, 37, 156
液性因子仮説 6, 9
液性因子の産生抑制と除去 120
液性毒性因子 38

お

オビヌツズマブ 157
オファツムマブ 151, 152, 157

か

外因性高コレステロール血症（ExHC）ラット 96
外性器・内性器の異常 63
核膜孔構成蛋白/転写因子 50, 53, 54, 110
核膜孔構成蛋白/転写因子と基底膜関連分子の
  遺伝子異常 109
家族性FSGS 16
家族歴 115, 126
活性化したPECs 82

活性化ヘルパー T 細胞 44
可溶型ウロキナーゼ型プラスミノーゲン活性化
　　因子受容体 24
カルシニューリン阻害薬 150, 156
寛解例と無効例の移植腎機能の比較 142
寛解例と無効例の臨床像の比較 142, 143
患者個々に応じた再発予防治療 138
感染症(ウイルスや細菌など) 44

き
基底膜関連分子 50, 54, 55, 110
吸着型血漿浄化器リポソーバー LA-15® 134, 135
筋肉の異常 61

け
経口ガラクトース療法 24
蛍光顕微鏡 94, 95
形質芽球 45, 46, 157
形質細胞 45, 157
経皮的腎生検 2
経皮的腎生検の導入 4
血液の異常 63
血管拡張因子刺激リン酸化タンパク質 38
血漿交換療法 6, 7, 126, 136, 144, 156
血小板機能亢進状態ならびに凝固・線溶系異常の
　　改善 133
血清IgE値 43
ゲノムワイド関連解析 47
原因遺伝子の病的バリアント検出率の年齢による
　　違い 65
原因遺伝子や病的バリアントの人種や国による
　　違い 64
原因薬剤の中止 120

こ
抗CD20ヒト型モノクローナル抗体 152
抗CD20モノクローナル抗体 152
抗CD38ヒト型モノクローナル抗体 157
抗CD40 抗体 22, 25, 46, 145
抗 transforming growth factor- β(TGF- β)
　　モノクローナル抗体 153
抗 tumor necrosis factor- α(TNF- α)
　　モノクローナル抗体 152
抗ウイルス薬 120
抗原提示細胞 46
構造化照明顕微鏡法 27, 94

高度蛋白尿(中央値は23.1 g/d) 139
抗ネフリン抗体 22, 26, 138, 145, 156
抗ネフリン抗体価をモニター 138
抗ネフリン抗体の産生抑制 156
抗ネフリン抗体の除去 156
抗ネフリン抗体陽性難治性FSGS 156
高用量シクロスポリン(CYA)治療 123, 140, 156
抗リツキシマブ抗体 152
コエンザイムQ10の経口補充療法 120
呼吸器系(肺)の異常 62
国際小児腎臓病研究班 2, 4
孤発性FSGS 17
固有腎生検電顕の足突起の消失の程度 109
固有腎の難治性FSGS/SRNSに対する血漿交換
　　療法 136
コレステロール値に応じたCYA 投与量の調節 . . . 134

さ
サイトカイン 44
再発時の尿蛋白量 142
再発治療の有効性を評価する際のバイアス 139
細胞死 84
細胞周期 84
さまざまな傷害因子によるポドサイト障害
　　(podocyte hypertrophy と mitotic catastrophe),
　　糸球体基底膜からの剝離・脱落,糸球体硬化の
　　過程 85
酸化LDL 99
酸化Lp(a) 99

し
糸球体基底膜 34
糸球体基底膜にwrinkling(しわ) 77
糸球体硬化 84
糸球体高血圧・糸球体過剰濾過 13
糸球体高血圧・糸球体過剰濾過の制御 120
糸球体高血圧・糸球体過剰濾過を生ずる疾患 13
糸球体壁側上皮細胞 81, 84
糸球体濾過障壁の分子構造 35
シグナル分子 35
シクロスポリン(CYA) 122, 123, 126, 150, 151, 156
シクロスポリン感受性 134
シクロホスファミド(CPM) 122
自己抗体 31, 145
四肢・骨格系の異常 62, 63
脂質異常症 96

脂質異常症による腎障害惹起仮説............... 96
次世代シーケンサー 18
次世代シーケンサーを用いた遺伝子解析....... 115
疾患感受性遺伝子............................ 47
樹状細胞............................... 42, 44
腫瘍性病変............................... 63
主要組織適合遺伝子複合体クラスⅡ分子..... 42
傷害因子................................ 84
消化器系の異常........................... 62
"条件的不死化"培養ポドサイト細胞株..... 39
症候の有無............................. 126
常染色体顕性遺伝（AD）................... 56
常染色体顕性遺伝形式をとる家族性FSGS.... 17
常染色体潜性遺伝（AR）................... 56
常染色体潜性遺伝形式をとる家族性FSGS..... 16
小児ステロイド感受性ネフローゼ症候群の
　疾患感受性遺伝子...................... 47
小児特発性ネフローゼ症候群 122
小児特発性ネフローゼ症候群の診断基準....... 125
小児特発性ネフローゼ症候群のステロイドの
　治療反応性，免疫抑制薬の適応，治療経過.... 124
小児難治性ネフローゼ症候群（頻回再発型
　あるいはステロイド依存性）............ 122
小児ネフローゼ患者の生命予後 4
小児の成績............................ 130
初回ステロイド治療 and/or 追加治療（免疫
　抑制薬 and/or 血漿交換療法，LDL吸着療法）
　で完全寛解または部分寛解 112, 115
食細胞機能 44
初発時治療............................ 125
腎移植後FSGS再発..........6, 104, 138, 156
腎移植後FSGS再発血漿..................... 34
腎移植後FSGS再発に関与する液性因子の候補 ... 22
腎移植後FSGS再発に対する血漿交換療法 136
腎移植後FSGS再発に対する予防的血漿交換療法＋
　リツキシマブ＋免疫抑制薬プロトコール... 137
腎移植後FSGS再発例の治療............... 145
腎移植後FSGS再発例の沈着したIgGと
　ネフリンの共局在 94
腎移植後FSGS 再発例のIgG 沈着 95
腎移植後再発治療...................... 139
腎移植後再発リスク因子 112
腎移植後再発リスクの評価 104

腎外症候の有無 114
腎外症状・検査異常からみた遺伝性FSGS/
　SRNSの原因遺伝子................... 60~64
腎外症状を伴う症候群・疾患の原因遺伝子..... 50
腎外症状を伴うFSGS 17
心・血管系の異常 62
腎糸球体光顕像におけるmitotic catastrophe 88
腎糸球体内脂質沈着 99
腎糸球体内への脂質沈着の軽減効果........... 133
浸潤マクロファージの泡沫細胞化........... 96, 97
腎生検................................ 125
腎内脂質メディエーター異常の是正（腎内
　トロンボキサン A₂産生亢進状態の是正など）.. 133
す
ステロイド依存性 124
ステロイド感受性 134
ステロイド感受性ネフローゼ症候群........ 50, 123
ステロイド抵抗性 124
ステロイド抵抗性ネフローゼ症候群........... 123
ステロイドパルス 151
ステロイドパルス療法 140, 150, 156
ステロイドパルス療法とCYAの併用........... 126
スリット膜関連分子 50, 51, 110
スリット膜関連分子の遺伝子異常............ 109
せ
成人FSGS/SRNSの原因遺伝子.............. 65
成人の成績............................ 130
接着結合 34
接着分子（ICAM-1 と VCAM-1）発現.......... 97
全エクソームシーケンス解析 18
全節性CELL 76
先天性脂質異常症 99
先天性ネフローゼ症候群 50
そ
巣状分節性糸球体硬化症 5
巣状，分節性の糸球体硬化病変 2
増殖能を獲得した（dysregulated）ポドサイト 81
組織バリアントによる治療反応性と腎機能予後の
　予測.................................. 72
組織バリアントによる病因の推定............. 72
その他（遺伝子機能分類）........ 50, 55, 56
その他（腎外症状・検査異常の原因遺伝子）.... 63, 64

た

胎児性 Fc 受容体 46
代謝系の異常 62
タイプ II ヒト化抗 CD20 抗体 157
多核 85, 88
タクロリムス水和物（FK506） 150, 151, 156
脱核 85, 88
ダラツムマブ 157
蛋白尿の程度 104
蛋白尿の分類 104

ち

小さな核 85, 88
中枢神経系の異常 60, 61
超難治性腎移植後 FSGS 再発例 144, 156, 157
治療 1 回あたりの血漿処理量 144
治療的血漿交換療法 136, 138, 139, 141, 142, 156
治療的血漿交換療法以外の追加治療 140
治療的血漿交換療法＋高用量 CYA 治療 141
治療的血漿交換療法＋ステロイドパルス療法＋
　リツキシマブ無効例（超難治性腎移植後 FSGS
　再発例） 143
治療的リツキシマブ治療 140
治療反応性の予測 142
治療反応例と治療不応例の移植腎生着率 143
治療反応例の寛解までの期間 141
治療反応例の治療的血漿交換療法開始から寛解に
　いたるまでの期間 142
治療法の選択 104

て

適応性（adaptive） 13
適応性 FSGS 92
適応性の二次性 FSGS 104
電顕で足突起の消失 115, 125
電顕での足突起の消失の程度の評価 108
電顕での足突起の消失の程度（びまん性か分節性か）
　. 106
電顕でびまん性の足突起の消失の有無 126

と

動脈硬化惹起性のリポ蛋白 99
トロンボキサン A$_2$ 133

な

ナイーブヘルパー T 細胞 42, 44

ナイーブヘルパー T 細胞から各種ヘルパー T 細胞
　および Treg 細胞への分化 42
内分泌系の異常 62
難治性 FSGS/SRNS 126, 130, 134, 150
難治性 FSGS/SRNS に対する治療 126
難治性ネフローゼ症候群 124
難治性のステロイド抵抗性ネフローゼ症候群
　. . . . . 123, 124
難治性の頻回再発型・ステロイド依存性
　ネフローゼ症候群 123, 124

に

二次性 FSGS 20, 114, 120, 126
二次性 FSGS の診断 106
二次性 FSGS の病因 106
尿細管間質病変 131
尿蛋白選択性 131, 134, 142
尿中 CD80 排泄量 46
尿中ポドサイト 84
尿中ポドサイトサイズの違い 86
尿中ポドサイトサイズの定量評価 87
尿中ポドサイト数 84

ね

ネフリン 34
ネフリンと共局在した IgG の沈着 94
ネフリンに対する自己抗体 28
ネフリンの局在変化 28, 30, 34
ネフリンのチロシンリン酸化 27, 28
ネフリンのチロシンリン酸化とシグナリング 29
ネフローゼ 3
ネフローゼ症候群 3, 96
ネフローゼ症候群（高度蛋白尿と低アルブミン血症）
　. 115
ネフローゼ症候群（高度蛋白尿と低アルブミン血症）
　の有無 106
ネフローゼ症候群の有無 126
ネフローゼ症候群の原因遺伝子同定 18
ネフローゼ症候群の治療反応による分類（小児と
　成人の違い） 124
ネフロン数 13

は

培養ポドサイト 34, 39
培養ポドサイト（Mundel 細胞）の剝離 37
剝離・脱落 84

発症年齢.............................115, 126

ひ
微小変化.....................................2
微小変化型..................................125
微小変化型ネフローゼ症候群.................26
皮髄境界部...................................2
脾臓摘出....................................137
ヒト培養ポドサイト.......................34, 38
皮膚の異常..................................63
病的バリアントの検出率....................115
病理組織像の多様性.........................68
頻回再発型..................................124
頻回再発型MCDとFSGSの腎内脂質沈着像.....99
頻回再発型・ステロイド依存性ネフローゼ症候群
....123

ふ
フィンランド型先天性ネフローゼ症候群........26
不規則に巨大化した核....................85, 88
副腎皮質ステロイド.....................123, 156
副腎皮質ステロイドと免疫抑制薬による寛解の有無
....126
副腎皮質ステロイドの導入...................122
副腎皮質ステロイドやCYAの反応性改善........133
フレソリムマブ........................151, 153
プレドニゾロン...............................4
プロテアーゼ............................38, 39
プロテアーゼ活性............................39
プロテアーゼ活性化受容体1..................38
プロテアソーム阻害薬.......................157
プロテインA吸着カラム......................26

へ
平均足突起幅...........................90, 91
米国食品医薬品局...........................134
ペプチド....................................44
ペプチド抗原...............................42
ヘモペキシン...............................39
ベリムマブ............................157, 158

ほ
剖検腎....................................2, 4
ポドサイト.............................42, 46
ポドサイト足突起の消失.................90, 104
ポドサイト細胞骨格の変化(足突起の消失).....30
ポドサイト傷害・障害................34, 84, 90

ポドサイトにおけるCD80（B7-1)の過剰発現....152
ポドサイトにみられるさまざまな細胞死のタイプ
....85
ポドサイトのCD80発現......................46
ポドサイトの剥離..................35, 36, 37, 38
ポドサイトの剥離・脱落......................84
ポドサイトの免疫応答能......................42
ポドサイト肥大..............................84
ボルテゾミブ...............................157

ま
マウス培養ポドサイト.................34, 35, 36
マウス－ヒトキメラ型モノクローナル抗体......122
膜型血漿分離器.............................144
マクロファージの浸潤.......................96
マクロファージの浸潤抑制...................133
末梢神経の異常.............................61

み
ミコフェノール酸モフェチル(MMF)
.........................122, 150, 151, 156
ミゾリビン(MZ)............................122
ミトコンドリア関連分子..................50, 54
ミトコンドリア病............................17
耳の異常....................................62

む
虫刺され....................................44

め
メサンギウム細胞の活性化...................80
眼の異常...............................61, 62
免疫吸着療法..........................145, 156
免疫グロブリン吸着カラム...................145
免疫系の異常...............................63
免疫細胞....................................42
免疫抑制薬............................123, 150
免疫抑制薬の選択...........................125

や
薬剤.......................................12

よ
用語の定義.............................68, 70
予防治療プロトコール.......................139
予防的血漿交換療法.........................139
予防的血漿交換療法の導入...................136
予防的血漿交換療法＋リツキシマブ＋免疫抑制薬
プロトコールの効果......................138

予防的血漿交換療法＋リツキシマブ＋免疫抑制薬

　プロトコールの導入 136

ら

ラットネフリンの細胞外ドメインに対する

　モノクローナル抗体(mAb5-1-6) 26

り

リツキシマブ 42, 122, 126, 137, 151, 152, 157

リツキシマブ感受性 134

リツキシマブ治療 141, 156

リポイドネフローゼ 2, 3

リポソーバーの吸着メカニズム 135

リポ蛋白糸球体症 99

臨床・病理評価に基づいて層別化したFSGSの

　腎移植レシピエントにおける病的バリアントの

　検出率 116

る

ループス腎炎 158

わ

ワクチン接種 44

おわりに

　本書は，「難治性ネフローゼ症候群：FSGSの臨床」と題して，39年にわたる自身の経験と考えを自由に書かせていただきました。執筆中は患者さんとご家族の顔が目に浮かび，今はどうしているだろうかと想いが募りました。

　1970年にFSGSの疾患概念が提唱されてから50年以上経過しましたが，この間，多くの知見が集積され，2011～2018年にかけてFSGSの病因分類がほぼ確立されました。現在は，病因に応じた治療や腎移植後FSGS再発リスク評価が可能な時代になりつつあります。また，1972年に一次性FSGSの液性因子仮説が報告されましたが，今まで全く詳細が不明であった液性因子に関しても，ほんの少しですが光が差してきたのではないかと感じております。

　1984年に医師になってから39年もの長きにわたり小児腎臓病診療の一本道を歩んできました。この一本道を歩んでこられたことはとても幸せなことであり，恩師，先輩，同僚，そして東京女子医科大学に心から感謝しております。恩師の故 伊藤克己先生は私のどのような研究に対しても寛容で多くの支援をいただきました。甲能深雪先生（いとう小児科副院長）は私の初めてのオーベンで現在もなおあたたかく親身な指導をいただいています。川口 洋先生（常磐病院名誉院長）はリサーチマインドの重要性について身をもって教えていただき，本書作成にも多大なる支援を賜りました。また，伊藤克己先生から役職を引き継いだ2003～2005年にかけての一番大変な時期に，身近で私を支えてくれた秋岡祐子先生（埼玉医科大学小児科教授），芦田 明先生（大阪医科薬科大学小児科教授），近本裕子先生（いとう小児科），中倉兵庫先生（天の川病院院長）のお陰で現在の私があると考えており，いつも感謝しています。

　本書は自分自身ですべてを書ききると決めていましたが，一部の図，表，写真は，三浦健一郎先生，橋本多恵子先生，石塚喜世伸先生，白井陽子先生が手伝ってくれました。また，本書出版を快く引き受けてくださった東京医学社の蒲原一夫氏，本書作成に際して，とても丁寧かつ適切な編集作業で尽力いただいた土屋香奈恵様と西野知美様に心よりお礼申し上げます。最後に，「小児腎臓病診療の一本道」を献身的に支え続けてくれている妻 智子に"ありがとうね"の言葉を贈ります。

2023年5月
薫風に吹かれて
服部元史

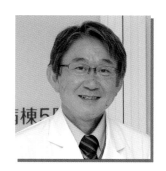

服部 元史 HATTORI Motoshi

学歴・職歴 ───────────
1984 年 3 月　大阪医科大学卒業
1984 年 5 月　東京女子医科大学腎臓小児科入局
1992 年 7 月　豪州・モナシュメディカルセンター
　　　　　　　　腎臓内科（Robert C. Atkins 教授）留学
1997 年 2 月　千葉県こども病院腎臓科（医長）派遣
1999 年 5 月　同　講師
2000 年 12 月　同　助教授
2004 年 4 月　同　診療部長
2005 年 11 月　同　教授
2022 年 1 月　大阪医科薬科大学客員教授（兼任）

学会活動（主なもの）───────────
日本小児腎臓病学会　　理事長　　　（2018～2020 年）
日本小児腎不全学会　　事務局長　　（2004 年～）
関東小児腎臓研究会　　運営委員長　（2013～2022 年）
日本腎臓学会　　　　　理事・監事　（2014～2022 年）
日本臨床腎移植学会　　理事　　　　（2006 年～）
日本透析医学会　　　　評議員　　　（2004～2022 年）
日本アフェレシス学会　理事・監事　（2006 年～）
日本急性血液浄化学会　副理事長　　（2015～2017 年）

委員・社会活動（主なもの）───────────
透析療法合同専門委員会透析技術認定士認定試験委員　（2003 年～）
厚生労働省「腎臓移植の基準等に関する作業班」委員　（2009 年 10 月～）
日本臓器移植ネットワーク移植施設委員会腎移植部会委員　（2017 年～）

賞罰（主なもの）───────────
臓器移植対策推進功労者厚生労働大臣感謝状　　（2012 年 10 月 13 日）
平成 27 年度日本腎臓財団学術賞　　　　　　　（2015 年 6 月 12 日）

雑誌編集（主なもの）───────────
「腎と透析」編集委員　　　　　　　　（2000 年～）
「日本臨床腎移植学会雑誌」編集委員長　（2012 年～）
「Nephrology」Subject Editor　　　　（2014～2021 年）
「日本小児腎不全学会雑誌」編集委員長　（2014 年～）

難治性ネフローゼ症候群 巣状分節性糸球体硬化症 FSGS の臨床

定　価	3,520 円（本体 3,200 円＋税 10％） ※消費税率変更の場合，上記定価は税率の差額分変更になります。
発　行	2023 年 6 月 20 日　第 1 刷発行
著　者	服部 元史
発行者	株式会社 東京医学社 代表取締役 蒲原 一夫 〒 101- 0051　東京都千代田区神田神保町 2-40-5 編集部　TEL 03-3237-9114　販売部　TEL 03-3265-3551 URL：https://www.tokyo-igakusha.co.jp　E-mail：info@tokyo-igakusha.co.jp

デザイン・編集：株式会社 東京医学社

制作：株式会社 自然科学社

印刷・製本：三報社印刷株式会社

本書に掲載する著作物の複製権・翻訳権・上映権・譲渡権・公衆送信権（送信可能化権を含む）は（株）東京医学社が保有します。
ISBN 978-4-88563-739-1
乱丁，落丁などがございましたら，お取り替えいたします。
正誤表を作成した場合はホームページに掲載します。